U0939441

临床护士体格检查实用手册

蒙莉萍　张　华　朱大乔　主　编

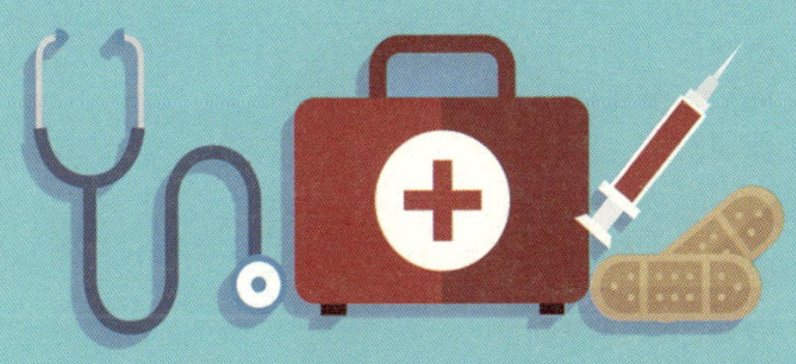

海南出版社
·海口·

图书在版编目（CIP）数据

临床护士体格检查实用手册 / 蒙莉萍，张华，朱大乔主编 . -- 海口：海南出版社，2020.8（2024.04 重印）
ISBN 978-7-5443-9376-8

Ⅰ . ①临… Ⅱ . ①蒙…②张…③朱… Ⅲ . ①体格检查—手册 Ⅳ . ① R194.3-62

中国版本图书馆 CIP 数据核字（2020）第 139848 号

临床护士体格检查实用手册
LINCHUANG HUSHI TIGE JIANCHA SHIYONG SHOUCE

主　　编：蒙莉萍　张华　朱大乔
责任编辑：李向阳
执行编辑：凌亚南
封面设计：颜晓彦
印刷装订：海南嘉豪椰城画册印刷有限公司
读者服务：凌亚南
海南出版社　出版发行
地　　址：海口市金盘开发区建设三横路 2 号
邮　　编：570216
电　　话：0898-66822109
E-mail：hnbook@163.com
经　　销：全国新华书店经销
版次印次：2020 年 8 月第 1 版　2024 年 4 月第 2 次印刷
开　　本：787mm × 1092mm　1/16
印　　张：6.5
字　　数：100 千字
书　　号：ISBN 978-7-5443-9376-8
定　　价：58.80 元

如有缺损、倒装等问题，请寄回海南出版社更换。
联系电话：0898-66822109

编委会

前 言

体格检查是检查者运用自己的感官或借助检查器具，客观地了解和评估受检者身体情况的最基本的方法。护士如在临床工作中缺乏体格检查技能，不注重体格检查，将对病人的生理、心理及客观、主观等方面的资料缺乏全面的判断，影响护理评估的准确性，直接影响护理质量，甚至因病情评估不及时、不准确，使病人延误治疗，对病人生命安全造成威胁。护士体格检查技术水平的高低，直接影响着病人能否及时被正确地实施救护，直接关系到病人的安危和康复。

目前临床上护士对病人的体格检查训练总体欠缺，大多数护士缺乏体格检查技能，缺少系统的体格检查的思路，在体格检查程序、手法、结果判断等方面均存在不足。为此我们以全国高等医学院校规划教材第9版《诊断学》和第4版《健康评估》为依据，以卫生部高等医学院校诊断学教学咨询委员会推荐的体格检查手法为基础，结合临床实际，精选出常见临床护士体格检查操作项目，用系列图片分解演示每项体格检查的步骤、检查动作，配以文字解释，图文并茂。注重规范手法的细节演示和查体顺序，帮助临床护士建立体格检查的整体概念，并能熟练应用于临床实践。

本书以实用为原则，主要通过动漫卡通的图片与文字相结合的形式将复杂的体格检查程序和手法简单化、形象化，以便于护士学习、记忆和实操。本书汇编为小册子，便于临床护士随身携带，随时翻阅学习。本书既适用于临床护理工作者，又可作为实习、见习学生的参考用书。本书相关图片、文字均由临床一线护士手绘、编辑，不足之处恳请各位同仁及广大读者不吝赐教，在此致谢。同时向在我们编写手册过程中给予支持和指导的临床医生表示感谢。

蒙莉萍　张华　朱大乔

2019 年 4 月

目 录

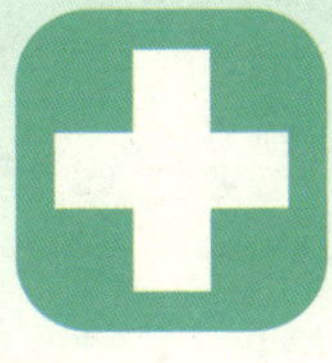

第一章　CHAPTER 1

头、颈部体格检查

第一节　头颅检查

1. 检查对象：怀疑有头颅大小与形态异常的病人。

2. 检查目的：判断病人头部有无异常情况。

3. 用物准备：查房车、测量尺、免洗手消毒液。

4. 检查方法：通过头部的视诊、触诊及测量头围了解病人头颅大小，外形变化，有无压痛、异常隆起和异常活动。

体查前沟通

小明妈妈，您好，我是小明的责任护士小燕，现在给小明进行头部检查，请您配合我，谢谢！

【检查方法】

（1）头颅视诊：病人取坐位，检查者取站立位，面对病人，观察病人的头颅大小、外形变化和有无异常活动。

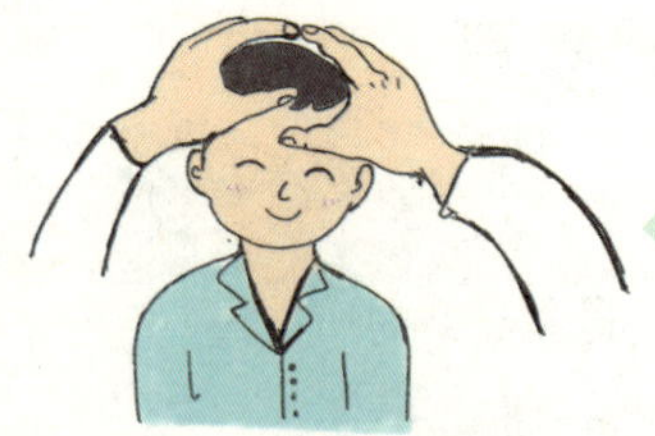

图 1-1-1-1　头颅触诊

【检查方法】

（2）头颅触诊：检查者用双手仔细触摸病人头颅的每一个部位，了解其外形，有无压痛和异常隆起。如图 1-1-1-1 所示。

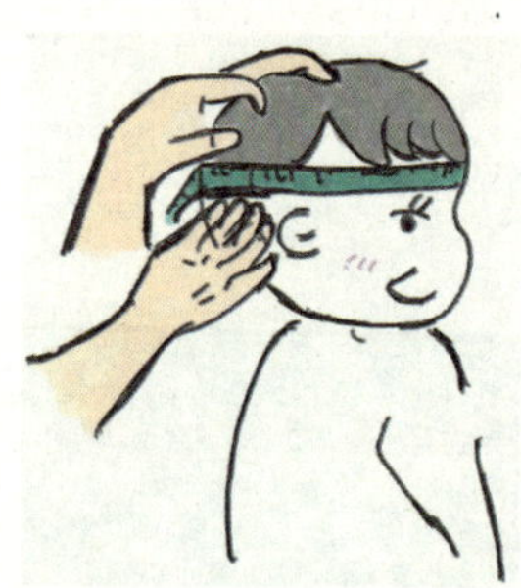

图 1-1-1-2　头围测量

【检查方法】

（3）头围测量：检查者以软尺自眉间最突出处经枕骨粗隆线绕头一周进行测量。如图 1-1-1-2 所示。

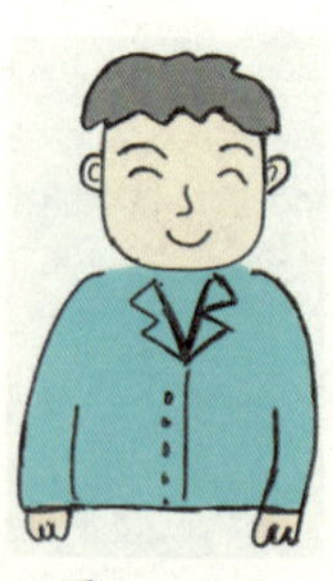

图 1-1-1-3
正常头颅

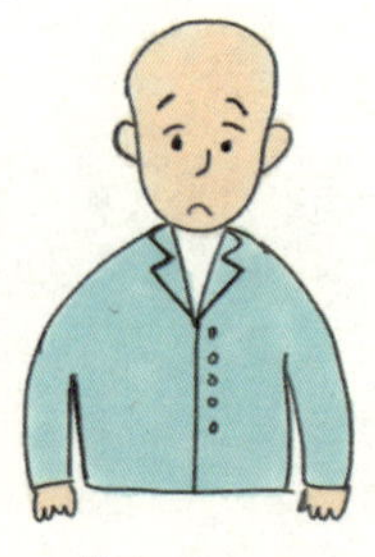

图 1-1-1-4
小颅

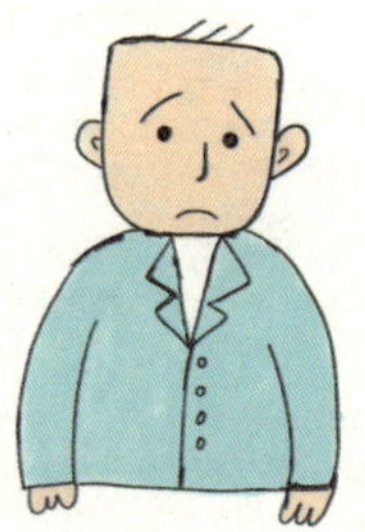

图 1-1-1-5
方颅

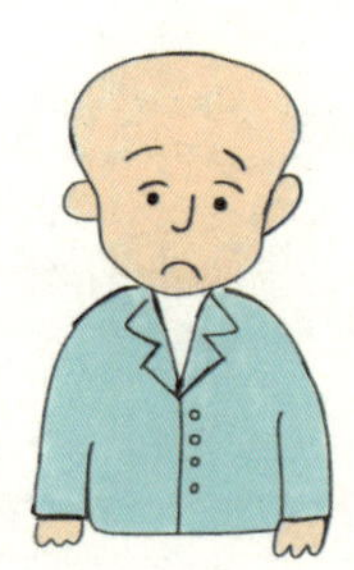

图 1-1-1-6
巨颅

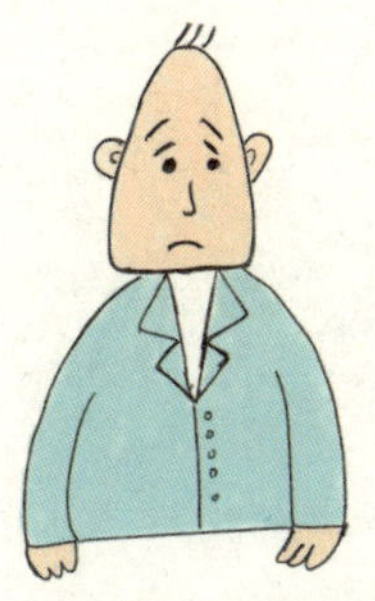
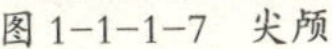
图 1-1-1-7 尖颅

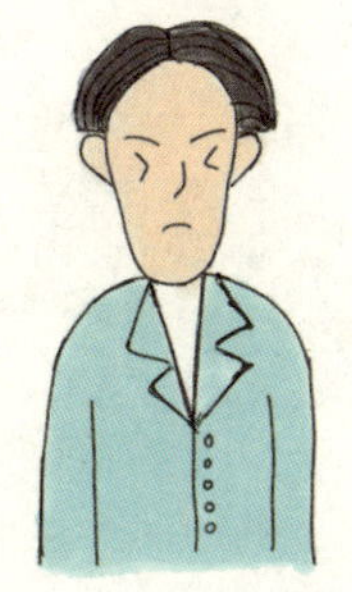
图 1-1-1-8 长颅

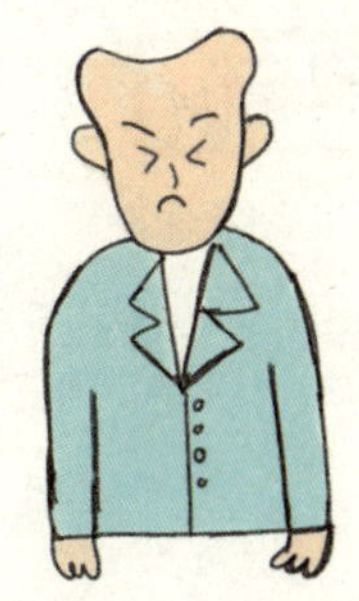
图 1-1-1-9 变形颅

【检查结果】

正常：出生时头围约为 34 cm，出生后前半年增加 8~10 cm，后半年增加 2~4 cm，2 岁时约 48 cm，5 岁时约 50 cm，到 15 岁可达到 53 cm 或以上，以后几乎不再变化。如图 1-1-1-3 所示。

异常：头颅大小与形态异常临床常见以下 6 种。①小颅：为囟门过早闭合引起的小头畸形，如图 1-1-1-4 所示。②方颅：前额左右突出，头顶平坦呈方形，如图 1-1-1-5 所示。③巨颅：额、顶、颞及枕部突出膨大呈圆形，头颅明显增大，颜面相对很小，如图 1-1-1-6 所示。④尖颅：头顶部尖突高起，与颜面的比例异常，系矢状缝和冠状缝过早闭合所致，如图 1-1-1-7 所示。⑤长颅：自颅顶至下颌部的长度明显增大，如图 1-1-1-8 所示。⑥变形颅：以颅骨增大变形为特征，同时伴有长骨的骨质增厚与弯曲，如图 1-1-1-9 所示。

头部活动受限，见于颈椎疾患；头部不随意地颤动，见于帕金森病；与颈动脉搏动一致的点头运动，见于严重主动脉瓣关闭不全。

注意事项

1. 注意保持环境安静，温度适宜，光线充足。
2. 检查时动作要轻柔。
3. 请用 CICARE 六步沟通法进行沟通。

第二节 眼部检查

一、眼附属器检查

（一）泪道检查

1. 检查对象：拟行内眼手术的病人，怀疑泪道有问题的病人。

2. 检查目的：判断病人泪道是否正常。

3. 用物准备：查房车、泪道冲洗器、无菌棉签、免洗手消毒液。

4. 检查方法：病人取坐位或仰卧位，双眼向前方注视。检查者通过牵引、挤压、冲洗了解泪道情况。

体查前沟通

小明，你好，我是你的责任护士小燕，现在准备给你做泪道检查，请你配合一下，好吗？请你靠着椅子坐或仰卧，全身放松。如果在检查过程中你感觉到疼痛或不适请告诉我，谢谢！

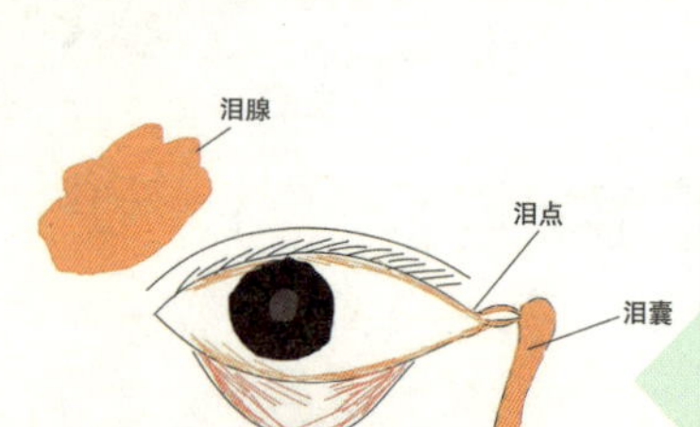

图 1-2-1-1　检查泪点

【检查方法】

检查泪点：用示指轻轻向下牵引下睑内眦部，同时嘱病人向上看，然后观察泪点有无外翻、内翻、狭窄或闭塞。如图 1-2-1-1 所示。

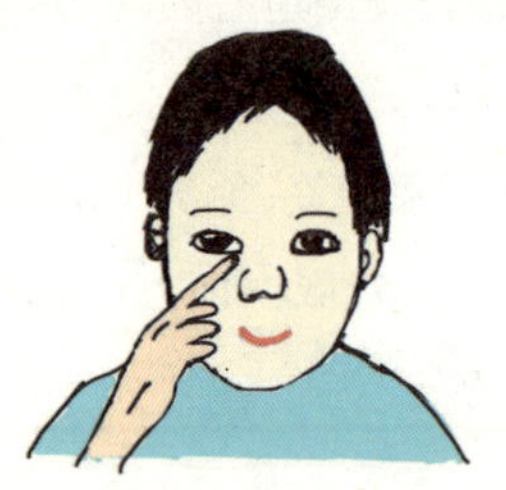

图 1-2-1-2　挤压泪囊区

【检查方法】

挤压泪囊区：用示指指腹挤压泪囊区，观察有无疼痛，有无分泌物自泪点溢出。如图 1-2-1-2 所示。

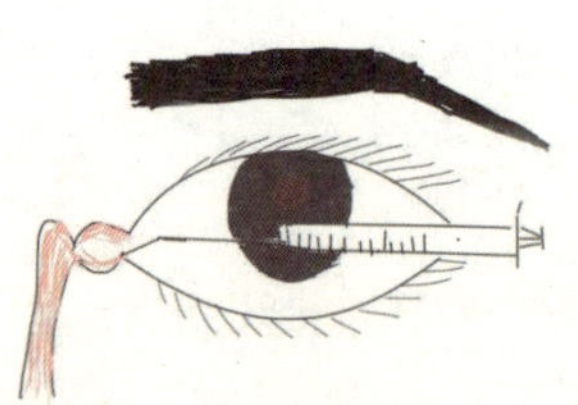

图 1-2-1-3　泪道冲洗

【检查方法】

泪道冲洗：用泪道冲洗器，垂直插入泪点 1~2 mm 后转向水平位进入 4~6 mm，固定针头后注入生理盐水。询问病人口腔或鼻腔有无液体进入，并观察推注时的阻力情况及上下泪点有无液体反流，根据冲洗液的流动情况判断泪道是否通畅。如图 1-2-1-3 所示。

【检查结果】

正常：泪道通畅，液体顺利流向鼻咽腔。

异常：①泪小管阻塞，液体自原泪小点返流。②泪小管汇合处阻塞、鼻泪管阻塞，液体自对侧泪小点返流。③慢性泪囊炎，带脓性黏液从对侧泪小点流出。④鼻泪管狭窄，液体少量或点滴流往鼻腔。

注意事项

1. 注意保持环境安静，温度适宜，光线充足。
2. 泪道冲洗器的针头要光滑。
3. 注入冲洗液时，如出现皮下肿胀，应停止冲洗，并给予抗感染治疗，以防发生[眼]眶蜂窝织炎。
4. 注意观察冲洗时有无分泌物及分泌物的量和性质，冲洗后局部有无反应等。
5. 请用 CICARE 六步沟通法进行沟通。

（二）结膜检查

1. 检查对象：怀疑结膜有疾病的病人。

2. 检查目的：判断病人结膜是否异常。

3. 用物准备：查房车、无菌棉签、手电筒、免洗手消毒液。

4. 检查方法：病人取坐位或仰卧位，双眼向前方注视。检查者翻看病人上、下眼睑结膜和球结膜情况。

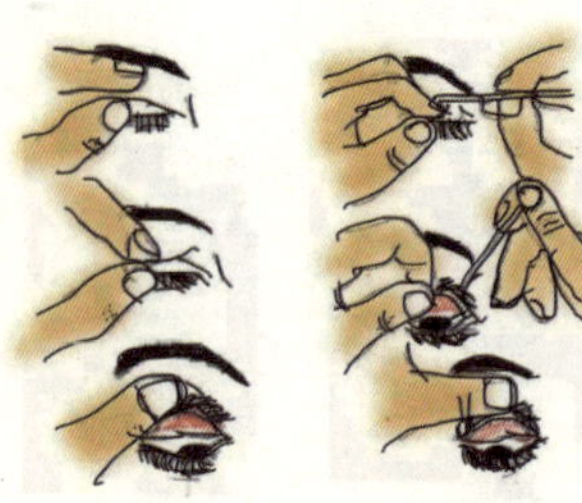

图 1-2-1-4　上眼睑结膜检查

【检查方法】

上眼睑结膜检查：①单手法。嘱病人向下看，检查者将一手的示指放在上眼睑中央眉下凹处，拇指放在睑缘中央稍上方的睑板前面，夹住此处的眼睑皮肤，将眼睑向前下方牵引。当拇指将眼睑皮肤往上捻时，示指轻轻下压，上睑即可被翻转。②双手法。嘱病人尽量向下注视，检查者右手取棉签在上睑下缘部皮肤面向下压，左手拇指和示指夹住睑缘处向上翻转即可。如图 1-2-1-4 所示。

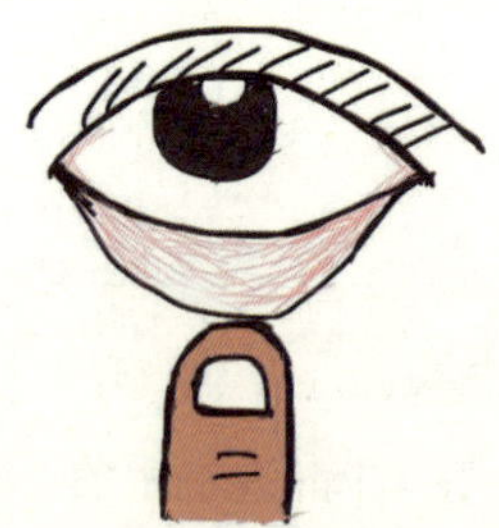

图 1-2-1-5　下眼睑结膜检查

【检查方法】

下眼睑结膜检查：检查者用拇指或示指在下睑中央部睑缘稍下方轻轻向下牵引，同时让病人向上看，即可暴露下睑结膜。如图 1-2-1-5 所示。

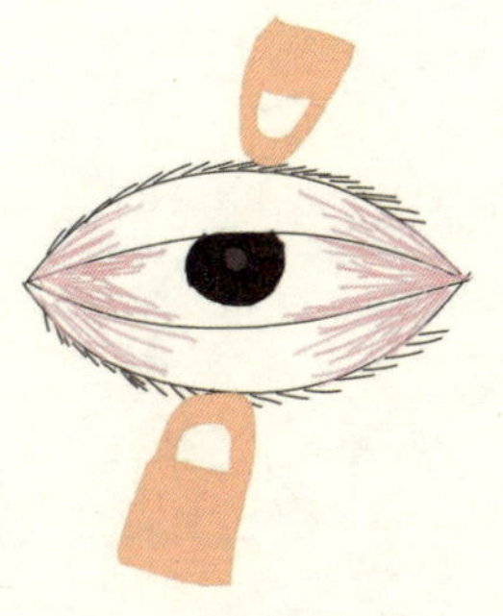

图 1-2-1-6　球结膜检查

【检查方法】

球结膜检查：检查者以拇指和示指分开上、下眼睑，嘱病人向上下左右各方向转动眼球，球结膜便可暴露。如图 1-2-1-6 所示。

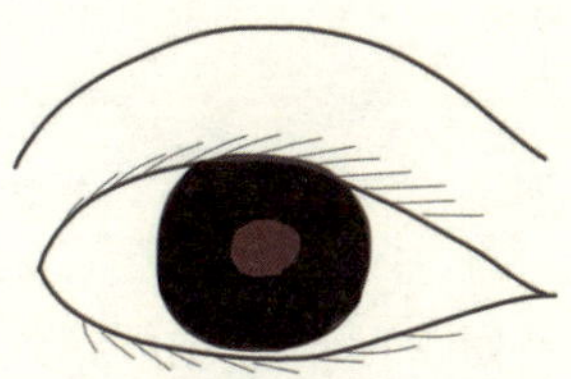

图 1-2-1-7　正常球结膜

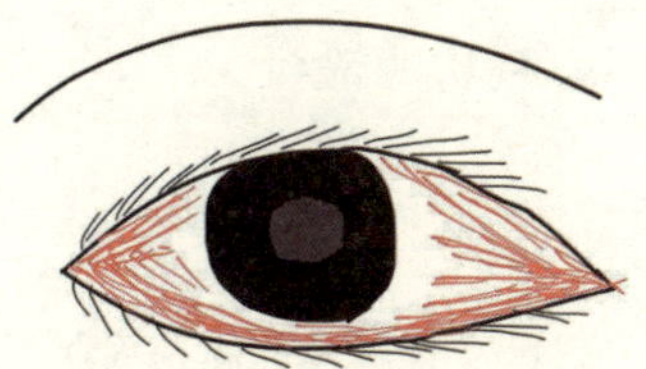

图 1-2-1-8　红肿的球结膜

【检查结果】

正常：睑结膜及穹窿部结膜透明、光滑，血管纹理清晰可见；球结膜光滑、透明。如图 1-2-1-7 所示。

异常：睑结膜及穹窿部结膜可见出血、充血、水肿、乳头肥大、滤泡增生、瘢痕、溃疡、睑球黏连、有异物或分泌物等；球结膜可见充血、水肿、出血、有色素沉着或新生物等。如图 1-2-1-8 所示。

注意事项

1. 注意保持环境安静，温度适宜，光线充足。
2. 检查结膜宜在明亮的自然光线下进行。
3. 先检查健侧眼睛，再检查患侧眼睛。
4. 检查时翻转睑结膜，按先上后下，先睑结膜再穹窿部结膜，最后球结膜的顺序进行。
5. 请用 CICARE 六步沟通法进行沟通。

二、视功能检查

（一）远视力检查

1. 检查对象：体检者、怀疑视力有问题的病人(3 岁以上)。

2. 检查目的：了解视力情况，协助诊断。

3. 用物准备：投影式视力表或墙挂式视力表灯箱、遮盖板、针孔板、指示棒、手电筒、免洗手消毒液。

4. 检查方法：受检者取站位或坐位，指导受检者遮盖一眼，检查者由上而下指点视力表上的视标，受检者指出视标 E 的缺口方向。

体查前沟通

小明，你好，我是你的责任护士小燕，今天我来给你做视力检查，请你配合我，谢谢！

【检查方法】

嘱受检者遮盖一眼，从5m处逐步向视力表走近，直到识别视标“0.1”行为止(检查者自上而下指点视力表上的视标，受检者指出视标E的缺口方向)。如受检者走到1m处，仍不能识别最大的视标，则辨认手指数，受检者背光，检查者张开手指，指间距离约同指粗，距离从1m开始，逐渐移近，直到能正确辨认为止；如指数在最近距离(眼前5cm)，仍不能识别，需检查手动视力，将手轻轻左右摆动，自远而近，直到受检者刚能辨认手动为止；如眼前手动不能识别，则查光感，检查者手持手电筒在一定距离内(暗室内为1m，普通视力室内为30cm)一开一闭照射受检眼，询问受检者能否见到光亮。

【检查结果】

正常：能认清“1.0”行或更小的行次者，即为正常视力，记录为1.0视力。

异常：①如受检者仅能辨认表上最大的“0.1”行视标E的缺口方向，记录视力为“0.1”；如能辨认“0.2”行视标E的缺口方向，则记录为“0.2”。以此类推。②如受检者不能辨认表上最大视标时，记录的视力为：0.1x受检者与视力表的距离(m)/5，例如在2m处能看清0.1，视力为0.1x2/5=0.04。③数指(counting fingers, CF)：记录其能辨认指数的最远距离，记录为数指/30cm 或CF/30cm。④手动(hand movement, HM)：记录能辨认手动的最远距离，记录为手动/30cm或HM/30cm。⑤检查光感时记录受检者能看见光的最远距离。如应答正确记录为“+”，应答错误记录为“-”。如受检者全无光感，记录为“无光感”。

注意事项

1. 注意保持环境安静，温度适宜，光线充足。
2. 检查时视力表的亮度要充足、均匀，视力表的高度以视力表第10行视标与受检者双眼的高度等高为准。
3. 受检者距视力表应为5m，若场地限制，可在2.5m处利用平面反光镜进行检查。
4. 未检查的眼睛遮盖要完全，但不要压眼球。一般先查右眼，再查左眼。
5. 逐行检查，前8行只检查部分视标，从第9行起，应检查全部视标。
6. 请用CICARE六步沟通法进行沟通。

（二）婴幼儿视力检查

1. 检查对象：体检者，怀疑视力有问题的患儿（小于或等于3岁）。

2. 检查目的：观察受检小儿注视反射和跟随反射是否存在，了解其视力情况及两眼视力是否有显著差别以协助诊断。

3. 用物准备：查房车，手电筒或不同大小、色泽鲜亮的物体，免洗手消毒液。

4. 检查方法：用显眼的目标吸引受检小儿的注意力，然后观察其对目标的反应。

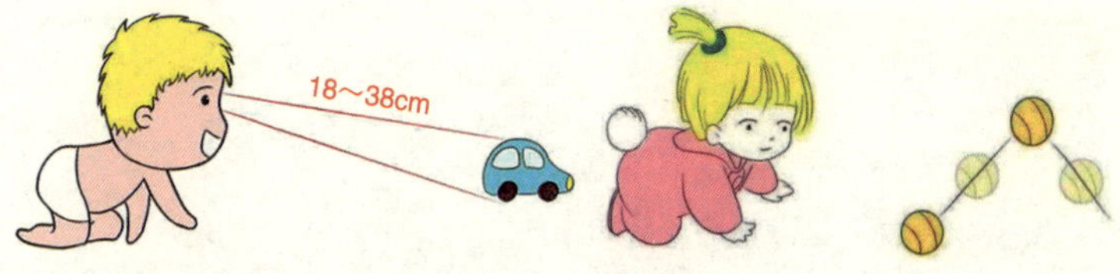

图 1-2-2-1　婴幼儿视力检查

【检查方法】

婴幼儿视力检查：将手电筒的光或不同大小、色泽鲜亮的物体置于受检小儿的前方，并移动物体，观察其眼部或头部是否跟随物体转移。如图 1-2-2-1 所示。

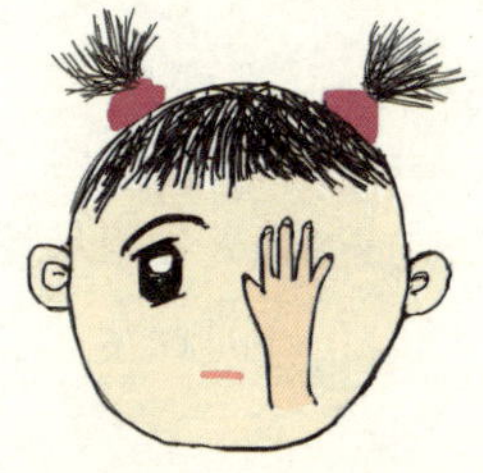

图 1-2-2-2　遮盖一眼法

【检查方法】

遮盖一眼法：在婴幼儿看东西的时候，用手遮盖其一只眼并观察其反应，观察两眼视力是否有显著区别。如图 1-2-2-2 所示。

【检查结果】

正常：①新生儿有追随光源的反应及瞳孔对光有反应。②1 月龄幼儿有主动浏览周围目标的能力。③3 月龄幼儿可双眼注视手指。

异常：如患儿一眼视力低下，则在遮盖正常眼时患儿会躁动、抵抗；在遮盖患眼时患儿无异常反应。

注意事项

1. 注意保持环境安静，温度适宜，光线充足。
2. 婴幼儿视力检查需耐心诱导。
3. 受检小儿应精神状态良好，且在安静的环境中被检查。
4. 辨认时间为 2~3 秒，要让受检小儿有足够的时间仔细辨认。
5. 遮盖要完全，但不要压眼球，应交替遮盖来检查。
6. 请用 CICARE 六步沟通法进行沟通。

（三）色觉检查（假同色图检查法）

1. 检查对象：体检者，怀疑色觉有问题的病人。

2. 检查目的：了解色弱或色盲，协助诊断。

3. 用物准备：色盲本。

4. 检查方法：在明亮的自然光线下，让受检者在距离色盲本 40~50 cm 处观察并说出色盲本上的数字或图像。先用示教图（如图 1-2-2-3、图 1-2-2-4 所示），教以正确的观察方法，再依次检查，做出判断。

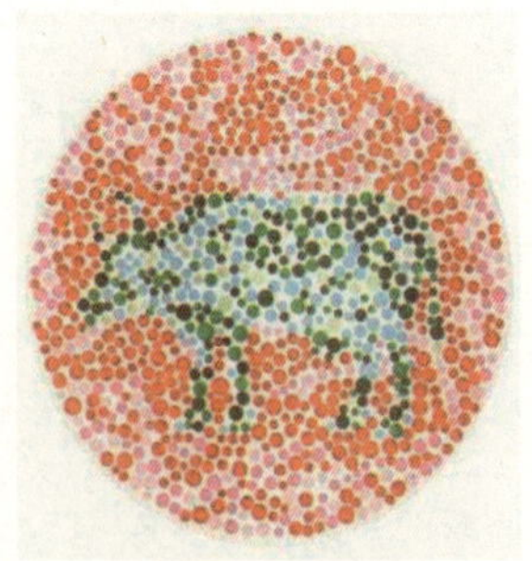

图 1-2-2-3 色觉检查示教图 1

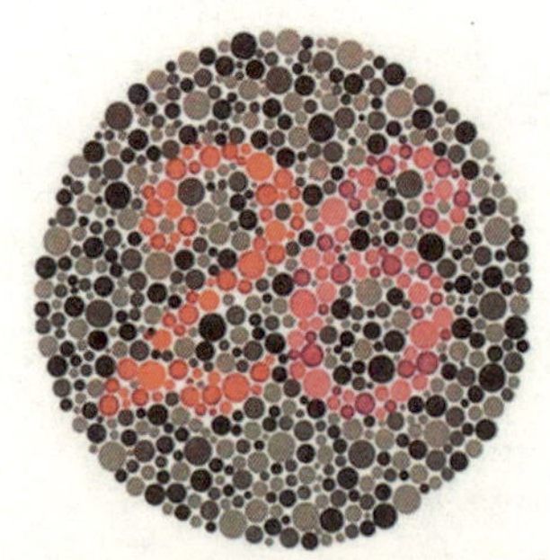

图 1-2-2-4 色觉检查示教图 2

【检查结果】

正常：能在5秒钟内正确说出图中的图像或数字。

异常：表现出辨认困难或辨认的时间较长者为色弱，不能读出者为色盲。根据受检者读图速度及辨认是否正确判断其为哪种色盲或色弱。（具体参考色盲本中的图片说明）

注意事项

1. 注意保持环境安静，温度适宜，光线充足。
2. 检查应在自然光线下进行，避免阳光直射，不用人工光源。
3. 必要时双眼分开检查，按每一张图的说明来判断。
4. 检查图应保持清洁、完好，污染或褪色的不能使用。
5. 请用 CICARE 六步沟通法进行沟通。

第三节 耳、鼻、喉、口腔检查

一、耳部检查

1. 检查对象：怀疑有耳部疾病的病人。

2. 检查目的：判断病人耳部是否有异常情况。

3. 用物准备：查房车、额镜、免洗手消毒液。

4. 检查方法：病人取坐位，检查者通过耳部视诊、触诊，了解耳郭外形、皮肤颜色、外耳道皮肤黏膜情况。

体查前沟通

小明，你好，我是你的责任护士小燕，现在准备给你进行耳朵检查，请你坐在椅子上，全身放松，配合我的检查。如有不适请随时告知，谢谢！

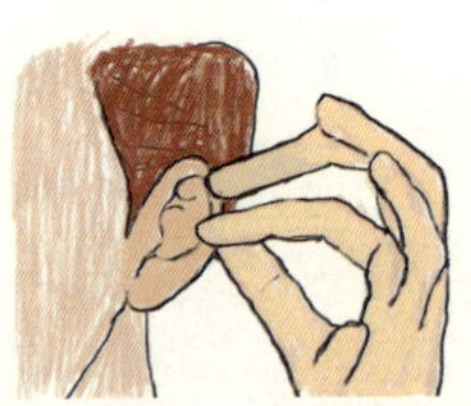

图 1-3-1-1 耳郭触诊

【检查方法】

（1）耳郭检查：

①耳郭视诊：查看耳郭外形及皮肤颜色。

②耳郭触诊：以拇指、示指和中指指腹触诊耳郭，从耳轮开始，按从上到下的顺序触摸，直到耳垂。如图 1-3-1-1 所示。

【检查方法】

（2）外耳道视诊：检查者头戴额镜，双手撑开耳郭，光源充足，暴露外耳道视野，查看外耳道皮肤黏膜情况。如图1-3-1-2所示。

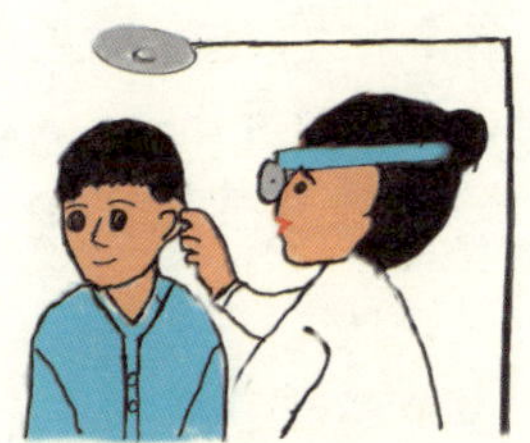

图 1-3-1-2　外耳道视诊

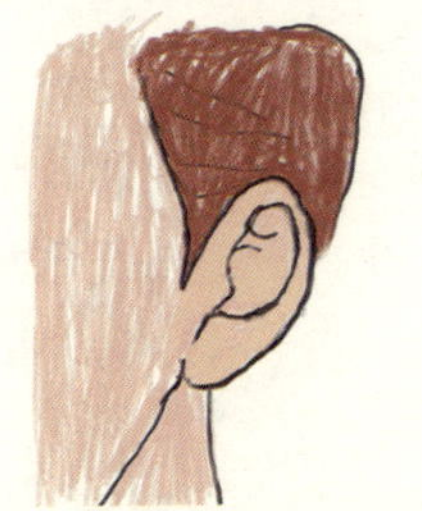

图 1-3-1-3　正常耳郭形态

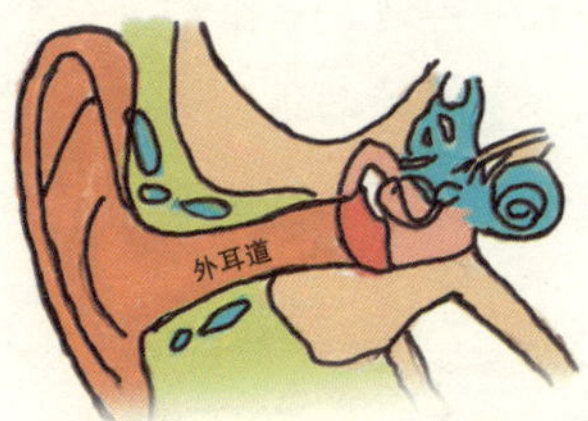

图 1-3-1-4　正常外耳道

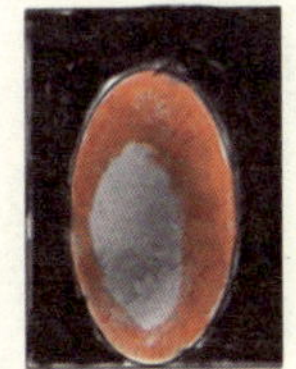

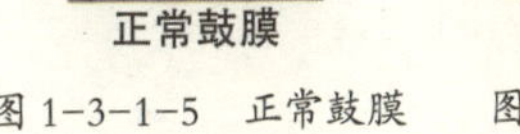

图 1-3-1-5　正常鼓膜

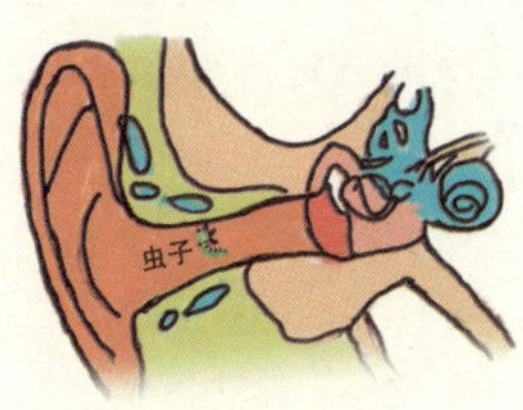

图 1-3-1-6　外耳道异物

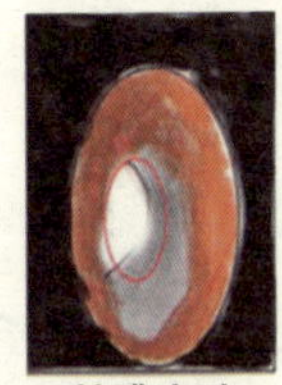

图 1-3-1-7　鼓膜穿孔

【检查结果】

正常耳郭：耳郭约6cm长，其外形像贝壳，皮肤颜色正常，耳郭无可见的溃烂、分泌物、赘生物。触摸耳郭时，感觉光滑、柔软，耳郭弹性好，无小结节、肿块，按压时无疼痛。如图1-3-1-3所示。

正常外耳道：外耳道黏膜无溃疡、赘生物、囊肿、异物，如图1-3-1-4所示。鼓膜无穿孔，无破裂。如图1-3-1-5所示。

异常耳郭：耳郭畸形，耳郭可见溃烂、分泌物、赘生物。耳郭触摸时，有小结节，有肿块，按压时有疼痛。

异常外耳道：外耳道有溃疡、赘生物、囊肿、异物，如图1-3-1-6所示。鼓膜有穿孔，有破裂。如图1-3-1-7所示。

注意事项

1. 检查时保持环境安静，温度适宜，光线充足。
2. 检查动作轻柔。
3. 去除耳部饰品，如耳环、耳钉等。
4. 检查时嘱病人头部不要乱动，以免影响检查。
5. 请用CICARE六步沟通法进行沟通。

二、鼻部检查

1. 检查对象：怀疑有鼻部疾病的病人。
2. 检查目的：判断病人鼻部是否有异常情况。

3. 用物准备：查房车、手电筒、免洗手消毒液。

4. 检查方法：病人取坐位，检查者通过鼻部视诊、触诊，判断外鼻的外形、鼻腔黏膜、鼻中隔、鼻甲、鼻骨是否有异常情况。

体查前沟通

小明，你好，我是你的责任护士小燕，现在准备给你进行鼻部检查，请你坐在椅子上，全身放松，配合检查，谢谢！

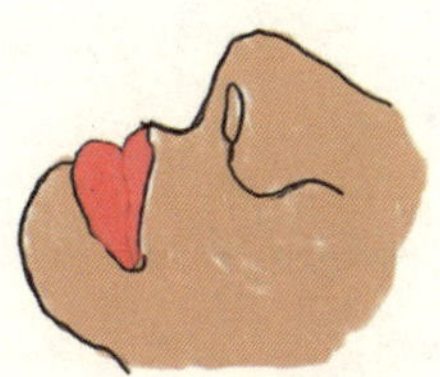

图 1-3-2-1 鼻腔视诊

【检查方法】

（1）鼻外观视诊：病人取坐位，平视前方，检查者面对病人，查看外鼻部的外形、皮肤颜色。如图 1-3-2-1 所示。

（2）鼻腔视诊：病人头部后仰，查看鼻腔黏膜的表面及颜色。

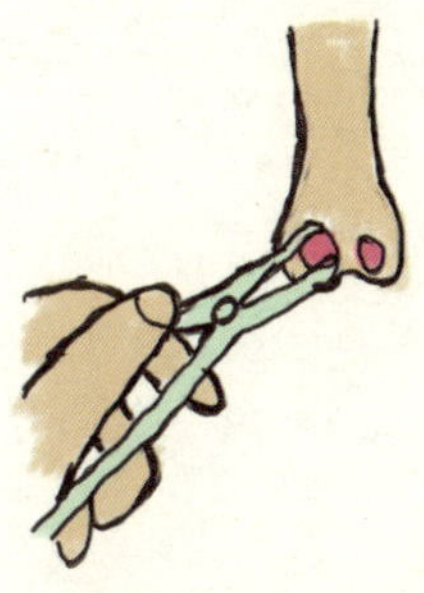

图 1-3-2-2 鼻中隔、鼻甲视诊

【检查方法】

（3）鼻中隔、鼻甲视诊：病人头后仰，检查者一手扶住病人额部，一手用鼻镜打开鼻腔查看鼻中隔、鼻甲的情况。如图 1-3-2-2 所示。

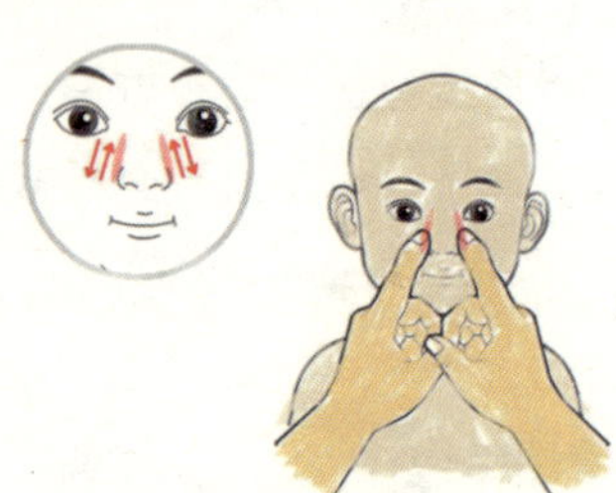

图 1-3-2-3　鼻中隔、鼻甲触诊

【检查方法】

（4）鼻中隔、鼻甲触诊：病人平视前方，检查者双手按于鼻翼两侧，嘱病人用鼻腔呼吸，手指自下而上轻轻按压，检查鼻部情况。如图 1-3-2-3 所示。

【检查结果】

正常外鼻：鼻子位于面部正中央，显三棱锥体形，皮肤无肿块，无溃烂。鼻腔无肿块，无充血，无溃烂，无异常分泌物。如图 1-3-2-4 所示。

异常外鼻：鼻骨不对称，结构紊乱，外鼻有肿块，溃烂。鼻腔有肿块，有充血，有溃烂，有恶臭分泌物流出。如图 1-3-2-5 所示。

正常鼻中隔及鼻甲：鼻中隔位于左右鼻腔之间，无偏曲，无肥厚。如图 1-3-2-6 所示。鼻甲位于鼻腔的外侧壁，无肥大，无充血。双鼻腔通气良好，无鼻塞，鼻骨坚挺，无塌陷，无异常肿块。

异常鼻中隔及鼻甲：鼻中隔偏曲，肥厚，缺乏皮下组织。如图 1-3-2-7、图 1-3-2-8、图 1-3-2-9、图 1-3-2-10、图 1-3-2-11 所示。鼻甲肥大，有充血。双鼻腔有鼻塞，鼻骨塌陷，有肿块。

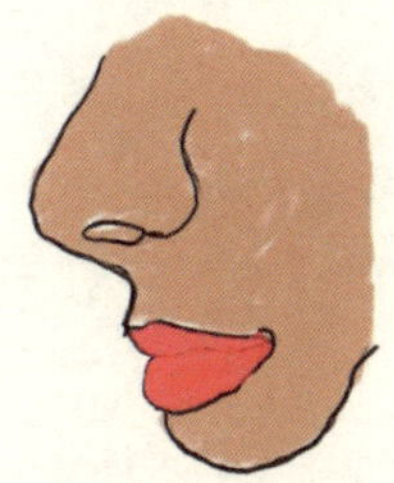

图 1-3-2-4　正常外鼻

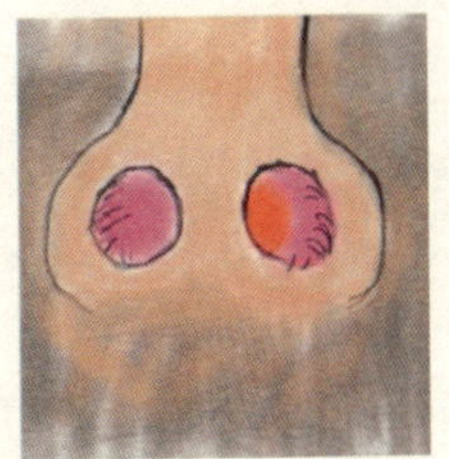

图 1-3-2-5　鼻腔肿物

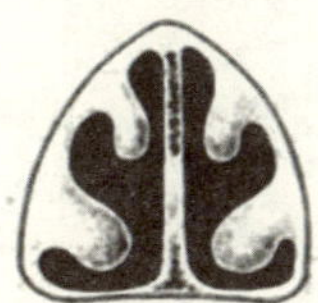

图 1-3-2-6
正常鼻中隔及鼻甲

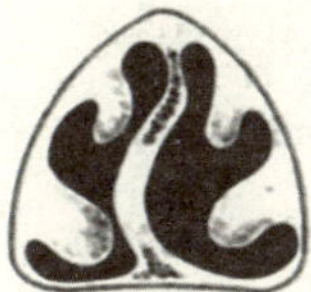

图 1-3-2-7
"C" 形偏曲

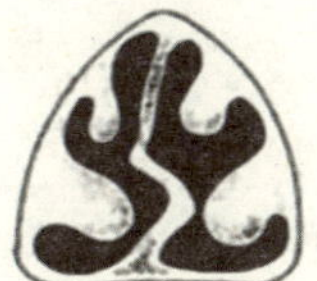

图 1-3-2-8
"S" 形偏曲

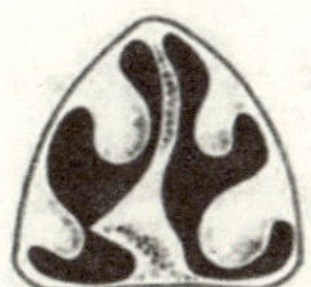

图 1-3-2-9
棘突（矩状突）

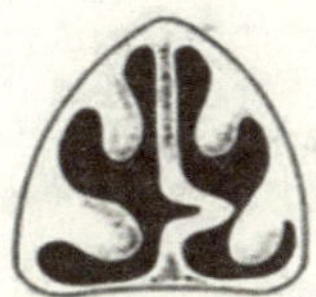

图 1-3-2-10
嵴突

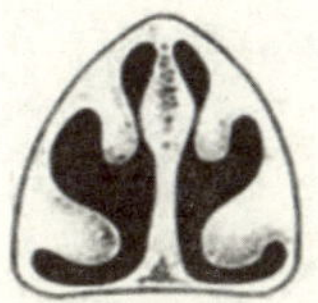

图 1-3-2-11
黏膜肥厚

注意事项

1 . 注意保持环境安静，温度适宜，光线充足。
2. 检查过程中注意询问病人的感受。
3. 严密观察病人的呼吸情况。
4. 检查完毕后，取出器械时，勿将其闭合，避免钳夹鼻毛。
5. 请用 CICARE 六步沟通法进行沟通。

三、喉部检查

1. 检查对象：怀疑有喉、咽、扁桃体疾病的病人。

2. 检查目的：判断病人喉、咽、扁桃体改变情况。

3. 用物准备：查房车、手电筒、压舌板、免洗手消毒液。

4. 检查方法：病人取坐位，检查者通过对喉、咽、扁桃体的视诊、触诊，了解其黏膜情况及有无触痛感。

体查前沟通

小明，你好，我是你的责任护士小燕，现在准备给你进行喉、咽、扁桃体检查，请你坐在椅子上，头部后仰，全身放松，配合检查，谢谢！

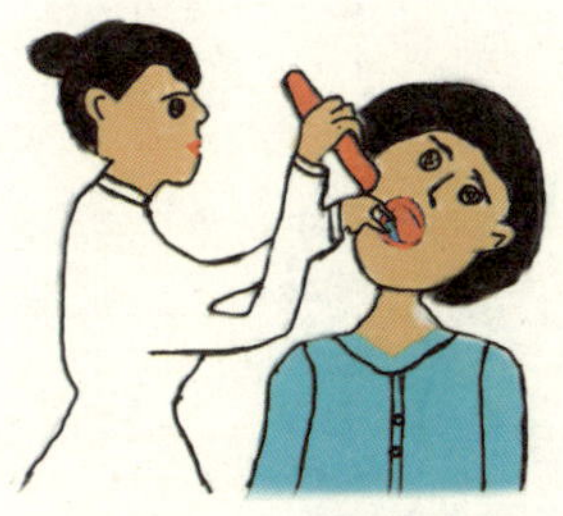

图 1-3-3-1
喉、咽、扁桃体检查

【检查方法】

嘱病人张口，检查者用手电筒照看扁桃体和咽喉部黏膜情况，嘱病人发“啊”音。轻轻用压舌板触扁桃体和咽喉部，观察病人有无触痛感。如图 1-3-3-1 所示。

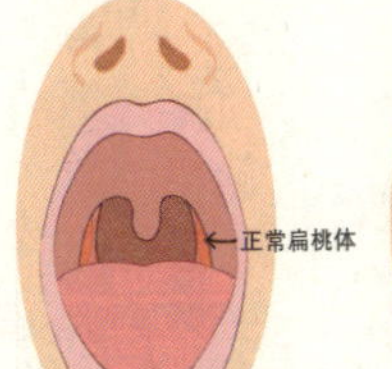

图 1-3-3-2
正常扁桃体

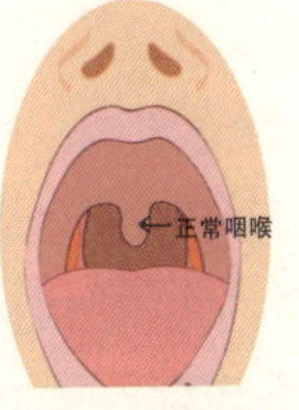

图 1-3-3-3
正常咽喉

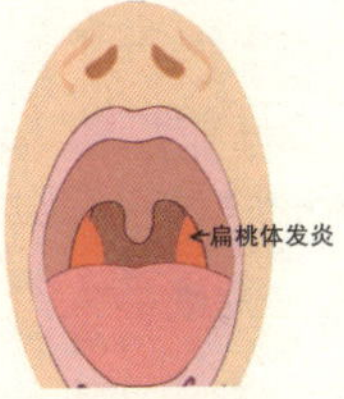

图 1-3-3-4
扁桃体发炎

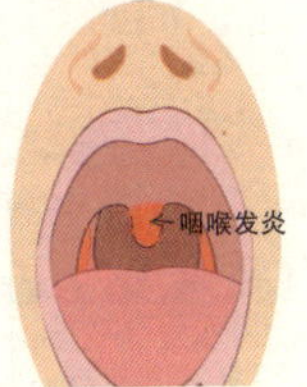

图 1-3-3-5
咽喉发炎

【检查结果】

正常：扁桃体和咽喉部黏膜呈粉红色，无溃疡，无肿大，无充血，无触痛感。如图 1-3-3-2、图 1-3-3-3 所示。

异常：扁桃体和咽喉部黏膜呈暗红色，有溃疡，有肿大，有充血，有触痛感。如图 1-3-3-4、图 1-3-3-5 所示。

注意事项

1. 检查动作轻柔。
2. 检查光线明亮，环境安静，温度适宜。
3. 在检查过程中注意询问病人的感受。
4. 嘱病人张口时，避免病人张口过大。
5. 注意观察病人的口腔卫生情况，并做相应的宣教。
6. 请用 CICARE 六步沟通法进行沟通。

四、口腔检查

1. 检查对象：怀疑口腔有疾病或有损伤的病人。

2. 检查目的：判断病人口腔有无疾患或损伤。

3. 用物准备：查房车、一次性检查手套、手电筒、免洗手消毒液。

4. 检查方法：病人取坐位，检查者通过对口腔的视诊、触诊，了解口腔颌面部的外形及口腔内黏膜的情况，了解颌面部有无脱臼、张口受限等情况。

体查前沟通

小明，你好，我是你的责任护士小燕，现在准备给你进行口腔检查，请你坐在椅子上，全身放松，配合检查，谢谢！

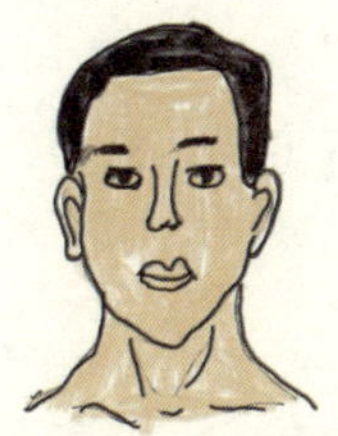

图 1-3-4-1　口腔颌面部视诊

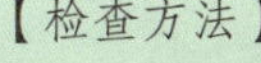

【检查方法】

（1）口腔颌面部视诊：病人取坐位，检查者面向病人，查看口腔颌面部的外形情况。如图 1-3-4-1 所示。

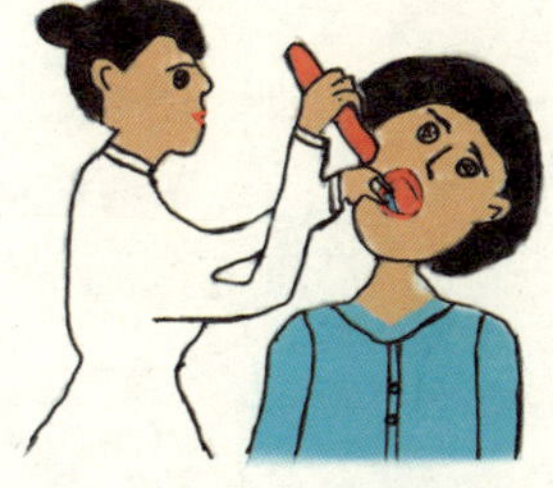

图 1-3-4-2　口腔黏膜视诊

【检查方法】

（2）口腔黏膜视诊：病人头向后仰，嘱病人张口，用手电筒照看口腔内黏膜情况。如图 1-3-4-2 所示。

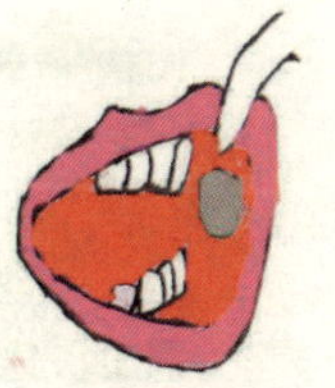

图 1-3-4-3　口腔黏膜肿物

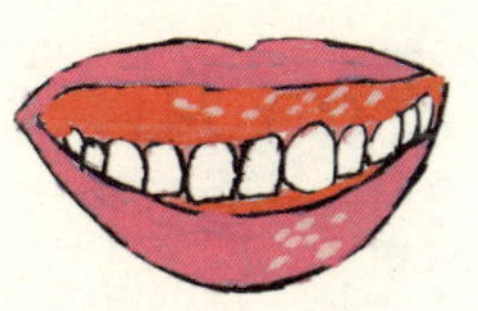

图 1-3-4-4　口腔黏膜溃烂

【检查结果】

正常：口腔颌面部无肿块，无骨折，无溃烂。口腔黏膜呈粉红色，光滑，质地柔软。

异常：口腔颌面部有肿块，有骨折，有溃烂。口腔黏膜干燥，质地坚硬，有肿物、溃烂、疱疹。如图 1-3-4-3、图 1-3-4-4 所示。

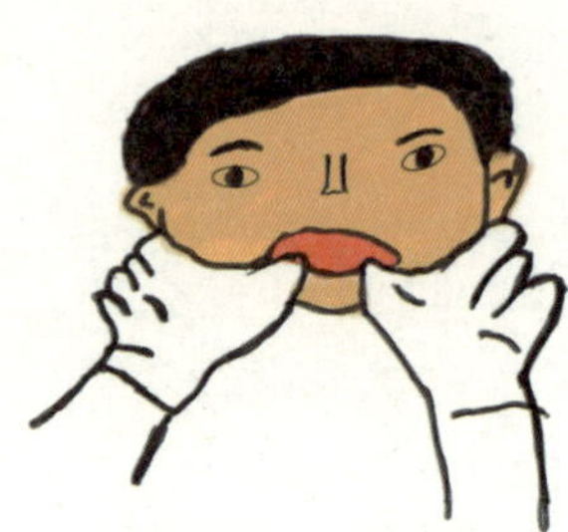

图 1-3-4-5　颌面部触诊

【检查方法】

（3）颌面部触诊：检查者戴一次性检查手套，双手大拇指分别自两侧口角放入病人口内，其余四指托住下颌骨，查看颌骨脱臼情况。拇指分别自上而下触摸口内黏膜，其余四指触摸面部皮肤，查看颌面部皮肤黏膜情况。如图 1-3-4-5 所示。

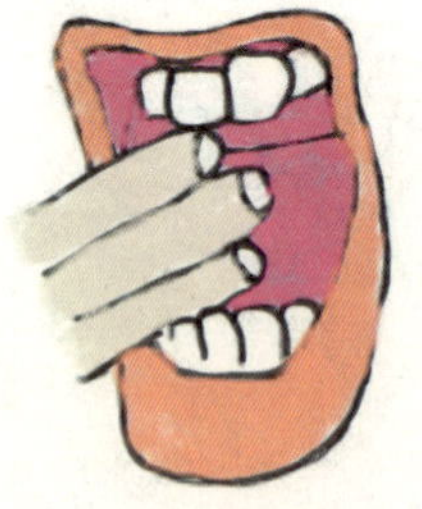

图 1-3-4-6　张口度检查

【检查方法】

（4）张口度检查：嘱病人张口至最大，检查者用戴一次性检查手套的手垂直放于病人上下牙之间，以放入手指宽度及数量衡量病人张口度情况。如图 1-3-4-6 所示。

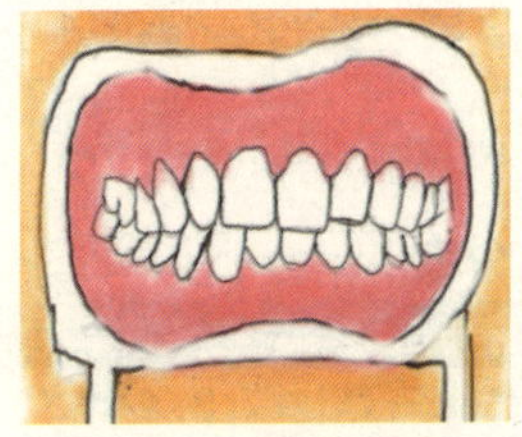

图 1-3-4-7　咬合关系检查

【检查方法】

（5）咬合关系检查：嘱病人自然咬合后露出咬合面，检查者用双手拇指打开一侧口角，观察两侧上下第一恒磨牙间的关系。如图 1-3-4-7 所示。

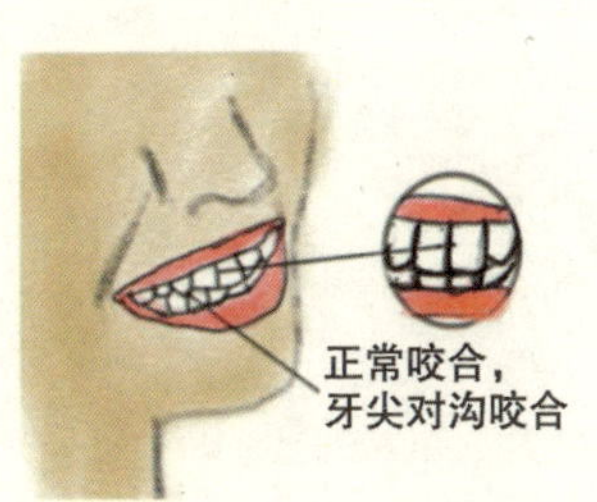

图 1-3-4-8　正常咬合

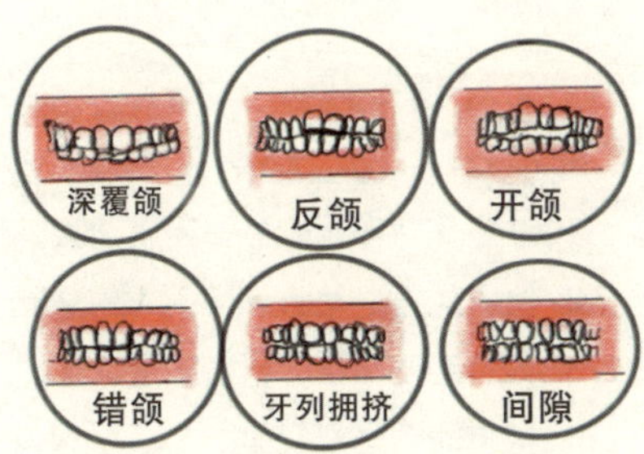

图 1-3-4-9　异常咬合

【检查结果】

正常：颌骨对称，咬合关系正常（上颌第一磨牙近中颊尖咬合在下颌第一磨牙近中颊沟内，下牙切嵴咬在上牙冠舌侧三分之一处），如图 1-3-4-8 所示。触摸颌骨无骨膜摩擦音，无疼痛等。无张口受限，正常的张口度可以在上、下切牙缘间置入三横指，为 3~4 cm。如表 1-3-4-1 所示。

异常：颌骨不对称，大小不一，咬合关系紊乱，如图 1-3-4-9

所示。有明显的骨膜摩擦音及疼痛。有张口受限，异常的张口度，不可以在上、下切牙缘间置入三横指。

张口度分级如表 1-3-4-1 所示。

表 1-3-4-1　张口度分级

张口度分级	检查方法
正常张口度	上、下切牙缘间可置入三横指，为 3~4 cm
轻度张口受限	上、下切牙缘间可置入二横指，为 2~3 cm
中度张口受限	上、下切牙缘间可置入一横指，为 1~2 cm
重度张口受限	上、下切牙缘间距离不足一横指
完全性张口受限	完全不能张口，也称为牙关紧闭

注意事项

1. 注意保持环境安静，温度适宜，光线充足。
2. 检查过程中注意询问病人的感受。
3. 如有活动义齿，检查前应取下。
4. 检查时动作要轻柔。
5. 注意观察病人的咬合情况，避免张口过大。
6. 注意观察病人的口腔卫生情况，并做相应的宣教。
7. 请用 CICARE 六步沟通法进行沟通。

第四节　甲状腺检查

1. 检查对象：甲状腺肿大或怀疑有甲状腺病变的病人。

2. 检查目的：检查甲状腺的大小、硬度、对称性、表面光滑度，有无结节等。

3. 用物准备：免洗手消毒液。

4. 检查方法：检查者通过视诊和触诊对病人进行甲状腺检查。

体查前沟通

小刚，你好，我是你的责任护士小燕，现在我来给你做甲状腺检查，请你配合我，谢谢！

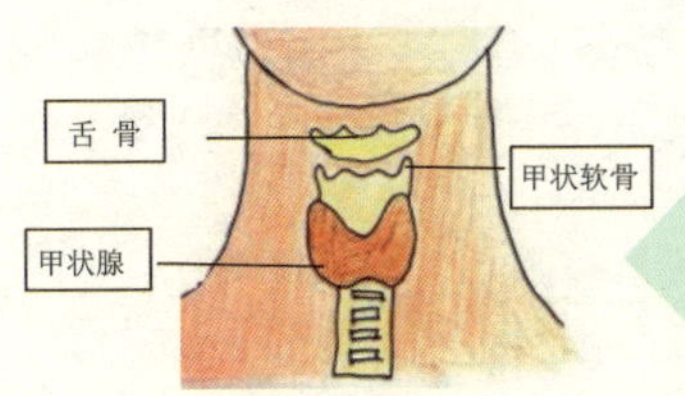

图 1-4-1-1　甲状腺视诊

【检查方法】

（1）甲状腺视诊：病人取坐位，头后仰，充分暴露颈部，嘱病人做吞咽动作，观察甲状腺的大小和对称性。如图 1-4-1-1 所示。

【检查结果】

正常情况下，甲状腺外观不明显。青少年在青春发育期甲状腺可略增大。

【检查方法】

（2）甲状腺触诊：

方法一：甲状腺前面触诊。检查者站于病人面前，一手拇指施压于一侧甲状软骨，将气管推向对侧，另一手示指、中指在对侧胸锁乳突肌后缘向前推挤甲状腺侧叶，拇指在胸锁乳突肌前缘触诊，配合吞咽动作，重复检查，可触及被挤压的甲状腺。同法检查另一侧甲状腺侧叶。最后自胸骨上切迹向上触摸甲状腺峡部。如图 1-4-1-2 所示。

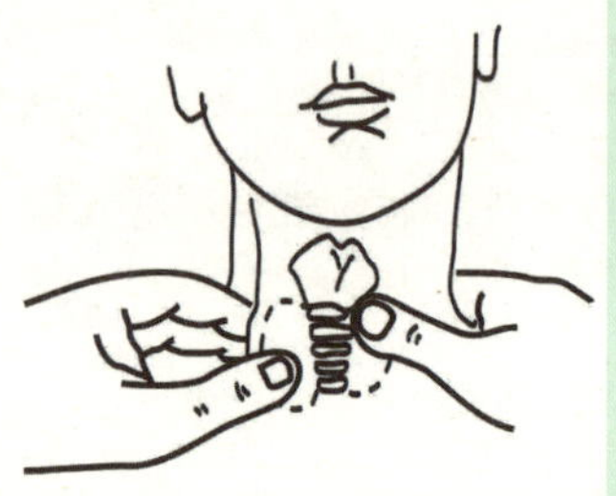

图 1-4-1-2　甲状腺前面触诊

方法二：甲状腺后面触诊。检查者站于病人后面，一手示指、中指施压于一侧甲状软骨，将气管推向对侧，另一手拇指在对侧胸锁乳突肌后缘向前推挤甲状腺，示指、中指在其前缘触诊甲状腺，配合吞咽动作，重复检查。同法检查另一侧甲状腺侧叶。最后用一手的示指自胸骨上切迹向上触摸甲状腺峡部。如图 1-4-1-3 所示。

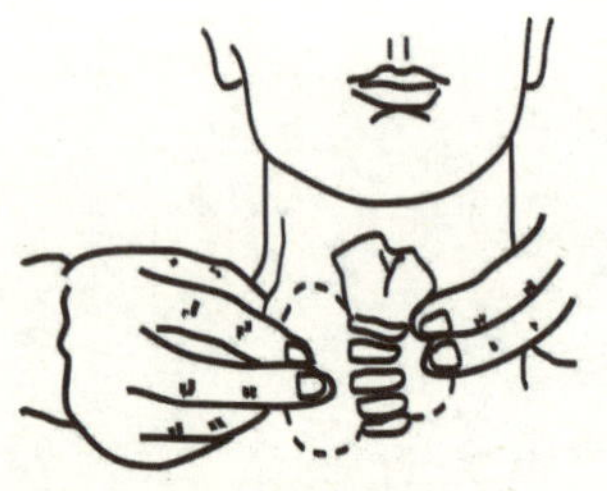

图 1-4-1-3　甲状腺后面触诊

【检查结果】

正常：甲状腺形态大小因人而异，表面光滑，柔软，不易触及。

异常：甲状腺肿大可分为三度。视诊无肿大，但能触及者为Ⅰ度；视诊可见肿大又能触及，但在胸锁乳突肌以内者为Ⅱ度；超过胸锁乳突肌外缘者为Ⅲ度。甲状腺肿大常见于甲状腺功能亢进、单纯性甲状腺肿、甲状腺癌、甲状旁腺腺瘤等。

注意事项

1. 注意保持环境安静，温度适宜，光线充足。
2. 天气寒冷时，检查者注意搓热双手后再接触病人皮肤。
3. 触诊时应避免指尖戳到病人颈部皮肤。
4. 请用 CICARE 六步沟通法进行沟通。

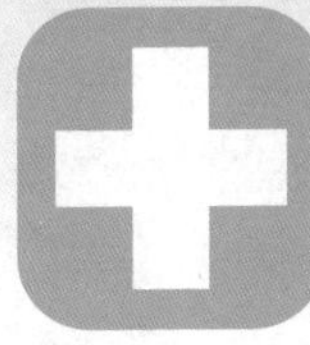

第二章 CHAPTER 2

胸部体格检查

第一节 胸廓检查

一、胸廓外形视诊

1. 检查对象：体检者或怀疑有胸部疾病的病人。

2. 检查目的：检查胸廓有无异常。

3. 用物准备：免洗手消毒液。

4. 检查方法：受检者取坐位或站位，检查者与受检者面对面进行视诊检查。

体查前沟通

小强，你好，我是你的责任护士小环，现在我来给你做体格检查，请你配合，不要紧张，谢谢！

【检查方法】

嘱受检者脱去上衣，放松，平静呼吸。检查者观察受检者的胸廓外形。

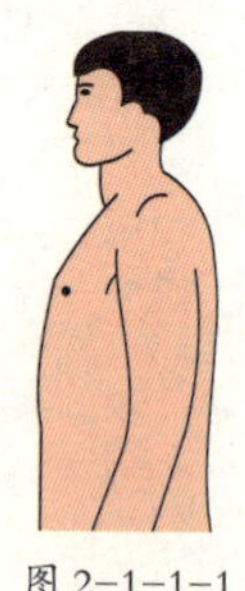
图 2-1-1-1
正常

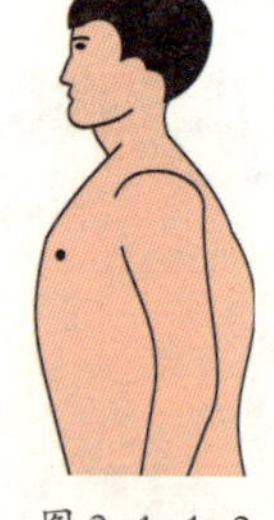
图 2-1-1-2
桶状胸

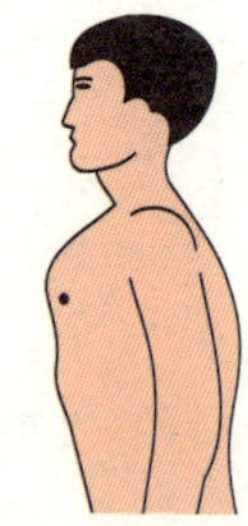
图 2-1-1-3
鸡胸

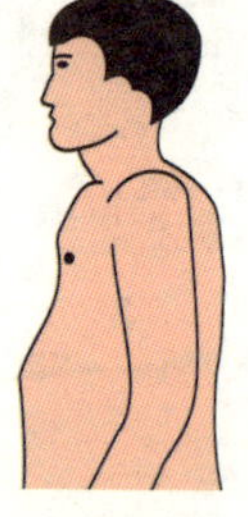
图 2-1-1-4
漏斗胸

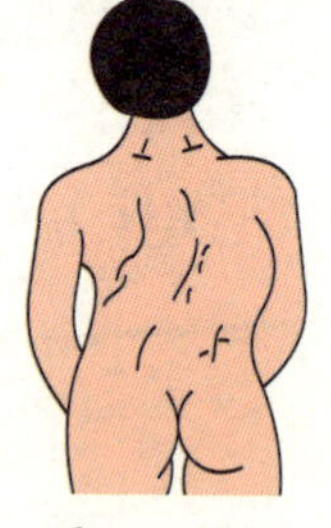
图 2-1-1-5
脊柱畸形引起的
胸廓改变 1

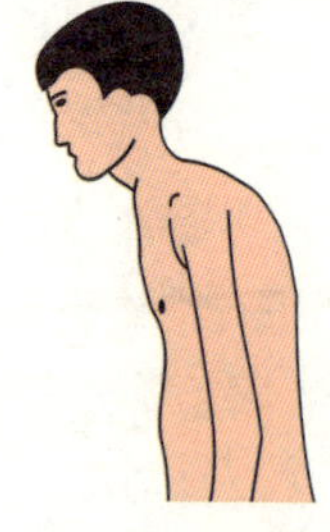
图 2-1-1-6
脊柱畸形引起的
胸廓改变 2

【检查结果】

正常：成年人胸廓两侧大致对称，呈椭圆形，前后径较左右径短，两者比例约为 1:1.5；小儿和老年人的前后径略小于左右径或几乎相等，呈圆柱形。如图 2-1-1-1 所示。

异常：①桶状胸，即胸廓前后径增加，有时与左右径几乎相等，甚至超过左右径，呈圆桶状。常见于严重慢性阻塞性肺疾病病人。如图 2-1-1-2 所示。②鸡胸，即胸廓前后径长于左右径，其上下距离较短，胸骨下端常前突，胸廓前侧壁肋骨凹陷，形如鸡的胸廓。如图 2-1-1-3 所示。③漏斗胸，即胸骨剑突处显著内陷，形似漏斗，多为先天性。如图 2-1-1-4 所示。④脊柱畸形引起的胸廓改变，即脊柱前凸、后凸或侧凸导致胸廓两侧不对称，肋间隙增宽或变窄。严重脊柱畸形所致的胸廓外形改变可引起呼吸、循环功能障碍，常见于先天性畸形、脊柱外伤和脊柱结核等。如图 2-1-1-5、图 2-1-1-6 所示。

注意事项

1. 注意保持环境安静，温度适宜，光线充足。
2. 充分暴露病人胸部，注意保暖，保护病人隐私。
3. 请用 CICARE 六步沟通法进行沟通。

二、胸廓扩张度、语音震颤、胸膜摩擦感触诊

1. 检查对象：怀疑有胸、肺疾病的病人。

2. 检查目的：判断病人两侧胸廓扩张度是否对称、语音震颤的强度、有无胸膜摩擦感。

3. 用物准备：免洗手消毒液。

4. 检查方法：检查者用手掌平置于病人胸壁上，分别嘱病人做深呼吸运动、发"yi"长音，观察和比较两手的动度是否一致，比较病人胸部两侧相应部位语音震颤的强度和感觉双手有无摩擦感。

体查前沟通

小强，你好，我是你的责任护士小环，现在我来给你做体格检查，请你配合，不要紧张，谢谢！

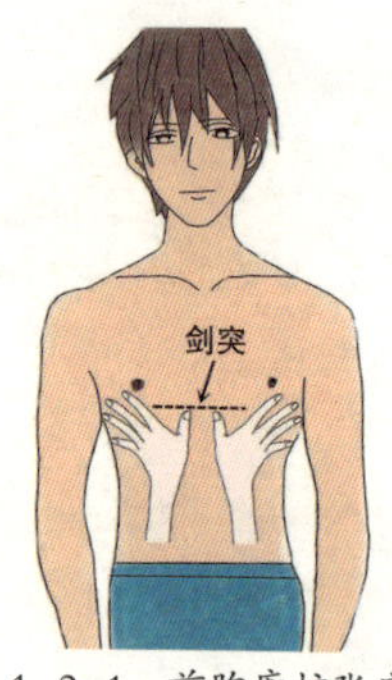

图 2-1-2-1　前胸廓扩张度检查

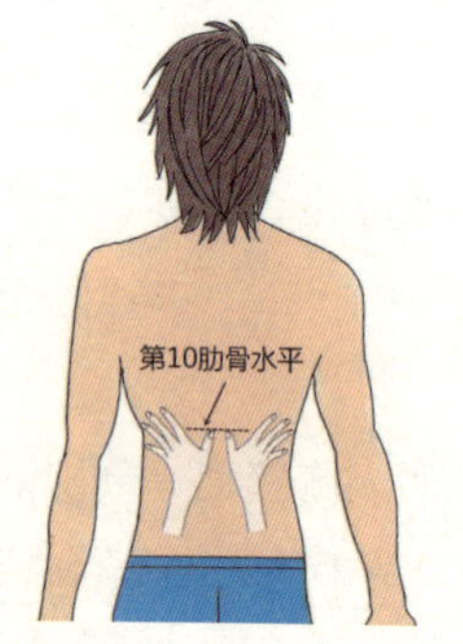

图 2-1-2-2　后胸廓扩张度检查

【检查方法】

（1）胸廓扩张度检查：

①前胸廓扩张度检查：病人取仰卧位或坐位，暴露前胸。检查者将两手平置于胸廓前下部的对称部位，左右拇指分别沿两侧肋缘指向剑突，并与前正中线的距离相等，两手掌和伸展的手指平置于前侧胸臂，嘱病人做深呼吸运动，观察和比较两手的动度是否一致。如图 2-1-2-1 所示。

②后胸廓扩张度检查：病人取坐位，暴露背部。检查者将两手掌和伸展的手指平置于病人背部，与第 10 肋骨平行，拇指与中线平行，并将两侧皮肤向后正中线轻推，嘱病人做深呼吸运动，观察和比较两手的动度是否一致。如图 2-1-2-2 所示。

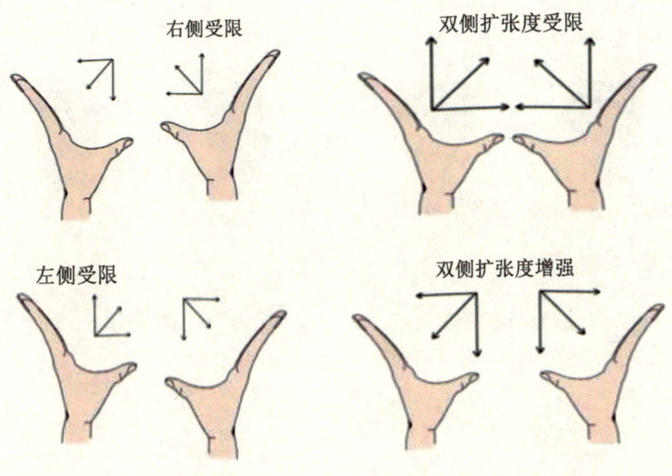

图 2-1-2-3　单侧胸廓扩张异常　　图 2-1-2-4　双侧胸廓扩张异常

【检查结果】

正常：病人平静呼吸或深呼吸时，两侧拇指随胸廓活动而出现对称性的离合。

异常：①单侧胸廓扩张度降低，常见于大量胸腔积液、气胸、胸膜增厚和肺不张等。如图 2-1-2-3 所示。②双侧胸廓扩张度受限，可见于双侧胸膜增厚、肺气肿等。双侧胸廓扩张度增强，见于发热、代谢性酸中毒及腹部病变。如图 2-1-2-4 所示。

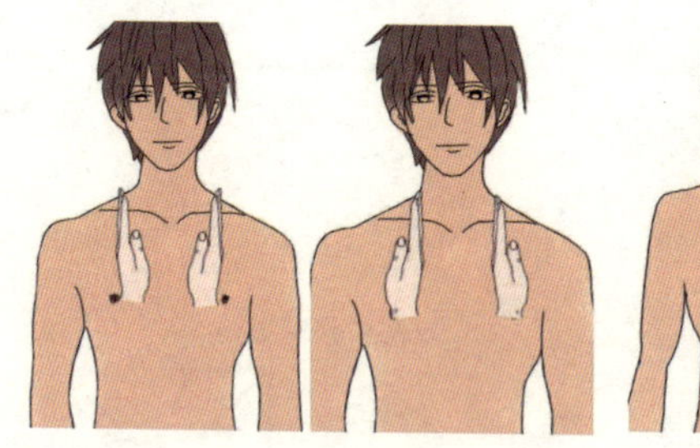

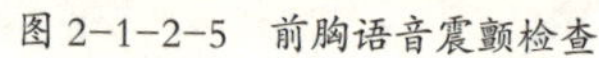
图 2-1-2-5 前胸语音震颤检查

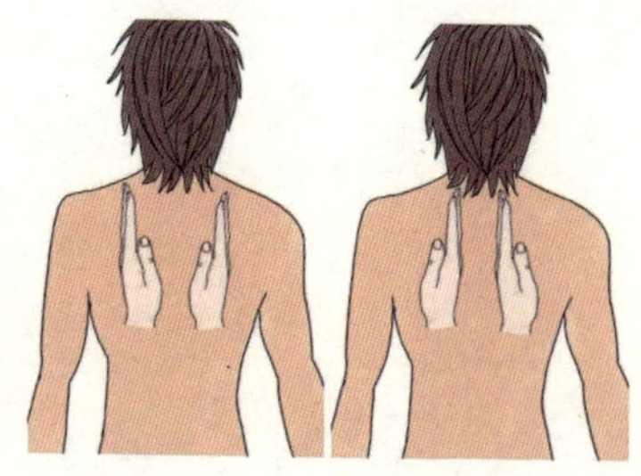

图 2-1-2-6 背部语音震颤检查

【检查方法】

（2）语音震颤检查：

①前胸语音震颤检查：病人取仰卧位或坐位，暴露前胸。检查者立于病人一侧，将两手掌的掌面或尺侧缘置于病人胸壁对称部位，并嘱病人用同等强度重复发“yi”长音，然后双手交叉重复一次，自上而下，比较两侧相应部位语音震颤的强度。如图 2-1-2-5 所示。

②背部语音震颤检查：病人取坐位，暴露背部。检查者立于病人一侧，将两手掌的掌面或尺侧缘置于病人胸壁对称部位，并嘱病人用同等强度重复发“yi”长音，然后双手交叉重复一次，自上而下，比较两侧相应部位语音震颤的强度。如图 2-1-2-6 所示。

【检查结果】

正常：双侧对称部位触觉语颤基本一致。

异常：①语音震颤减弱或消失，见于慢性阻塞性肺疾病、阻塞性肺不张、大量胸腔积液或气胸、胸膜粘连、胸壁皮下气肿等。②语音震颤增强，见于大叶性肺炎实变期、大片肺梗死、空洞型肺结核、肺脓肿等。

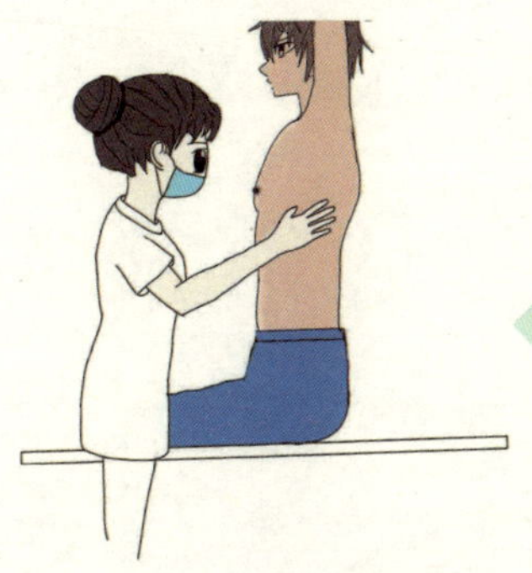

图 2-1-2-7　胸膜摩擦感触诊

【检查方法】

（3）胸膜摩擦感触诊：病人取仰卧位或坐（立）位，暴露胸部。检查者立于病人一侧，将双手平置于病人的胸廓下前侧部或腋中线第 5、6 肋间，嘱病人做深呼吸运动。如图 2-1-2-7 所示。

【检查结果】

正常：正常人做深呼吸运动时不产生摩擦感。

异常：若双手有两层皮革相互摩擦的感觉，即胸膜摩擦感，常见于胸膜炎症、胸膜原发或继发肿瘤、胸膜高度干燥及肺部病变累及胸膜时。

注意事项

1. 注意保持环境安静，温度适宜，光线充足。
2. 注意保暖，保护病人隐私。
3. 检查时双手自然放在病人身上，动作轻柔，勿用力按压，并注意双手温度适宜。
4. 请用 CICARE 六步沟通法进行沟通。

第二节 乳房检查

一、乳房视诊

1. 检查对象：体检者或怀疑乳腺有疾病的病人。

2. 检查目的：检查乳房外形有无异常，乳房有无肿块，乳头有无溢液，锁骨上窝、腋窝有无淋巴结肿大。

3. 用物准备：免洗手消毒液。

4. 检查方法：检查者通过视诊和触诊对受检者进行乳房检查。

体查前沟通

小静，你好，我是你的责任护士小环，我现在准备给你做胸部检查，评估你的乳房情况，请你配合，不要紧张，谢谢！

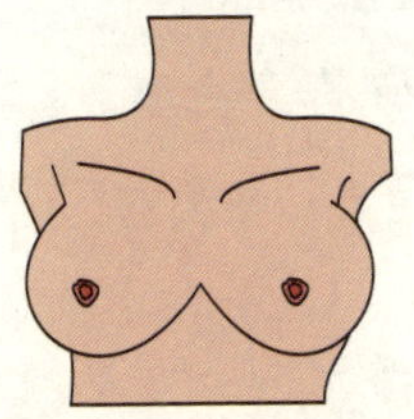

图 2-2-1-1 正常乳房

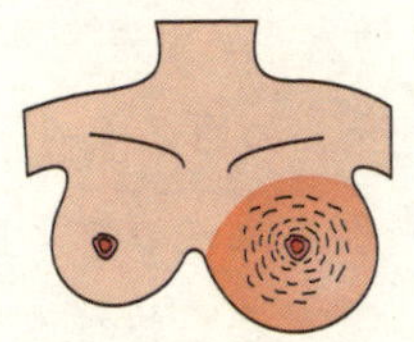

图 2-2-1-2 乳房不对称

【检查方法】

乳房视诊：嘱受检者脱去上衣，平静呼吸，放松心情，双手上举向后抱头。检查者与受检者面对面，查看乳房形状、大小、表面皮肤，乳头位置，以及腋窝、锁骨上窝有无肿大、溃疡、瘢痕。

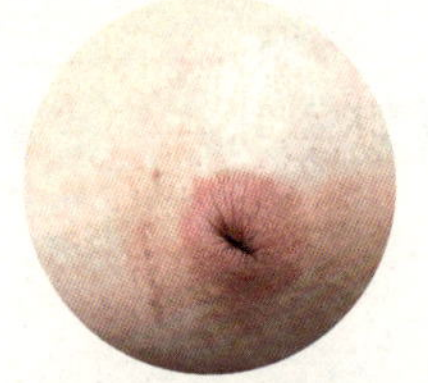

图 2-2-1-3　乳头回缩

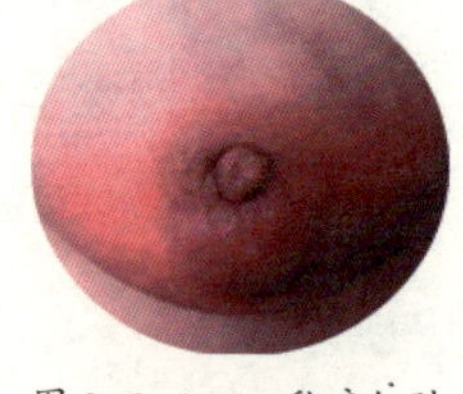

图 2-2-1-4　乳房红肿

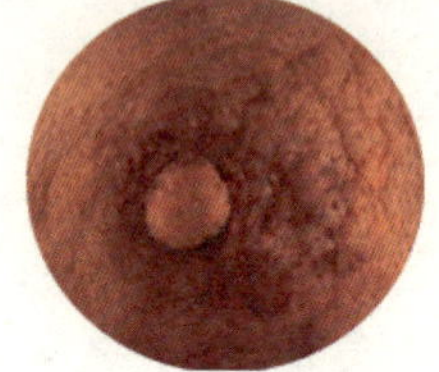

图 2-2-1-5　乳房橘皮样改变

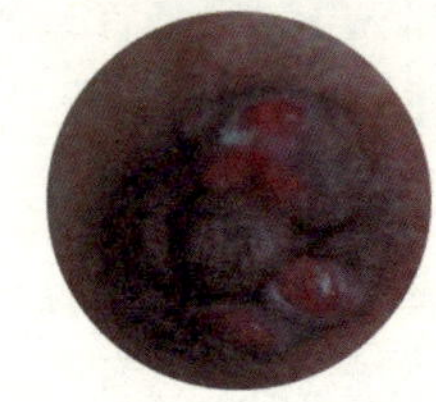

图 2-2-1-6　乳房菜花样改变

【检查结果】

正常：女性乳房呈半球状，乳头呈圆柱状，两侧乳头大小相等、对称，无回缩和分泌物，乳头和乳晕颜色较深。如图 2-2-1-1 所示。妊娠及哺乳期乳房明显增大，乳晕扩大，颜色加深，乳房皮肤可见浅表静脉扩张。

异常：①乳房不对称，一侧乳房明显增大，见于先天畸形、囊肿形成、炎症或肿瘤等；一侧乳房明显缩小，多见于发育不全。如图 2-2-1-2 所示。②乳头回缩，如为自幼发生，为发育异常；如为近期发生，则可能为乳腺癌或炎性病变。如图 2-2-1-3 所示。③乳房红肿，常见于局部炎症或乳腺癌累及浅表淋巴管引起的癌性淋巴管炎。如图 2-2-1-4 所示。④乳房橘皮样改变，为癌细胞浸润阻塞乳房皮肤淋巴管所致的淋巴水肿，毛囊和毛囊孔明显下陷，局部皮肤呈现橘皮样改变。如图 2-2-1-5 所示。⑤乳房菜花样改变，为乳腺癌晚期典型表现。如图 2-2-1-6 所示。

注意事项

1. 注意保持环境安静，温度适宜，光线充足。
2. 视诊时须充分暴露病人胸部。
3. 注意保暖，保护病人隐私。
4. 丰满或乳房下垂者宜采取仰卧位检查。
5. 请用 CICARE 六步沟通法进行沟通。

二、乳房触诊

1. 检查对象：体检者或怀疑有乳腺疾病的病人。

2. 检查目的：检查乳房有无肿块，乳头有无溢液，锁骨上窝、腋窝有无淋巴结肿大。

3. 用物准备：免洗手消毒液。

4. 检查方法：受检者取坐位或仰卧位，检查者使用示指、中指、无名指对乳房各部位进行触诊。

体查前沟通

小静，你好，我是你的责任护士小环，现在我要检查一下你的乳房，请你配合，谢谢！

【检查方法】

（1）乳房触诊：受检者取坐位或仰卧位，坐位时两臂下垂。检查者将示指、中指、无名指并拢平放于乳房上，用指腹轻施压力，以旋转或来回滑动的方式进行触诊，检查乳房有无肿块，以及肿块的部位、形状、活动度、硬度。检查左侧乳房时由外上象限开始，然后按顺时针方向由浅入深触诊至4个象限检查完毕，以同样方法检查右侧，但沿逆时针方向进行。如图2-2-2-1所示。触到肿块时可用手指轻轻提起肿块附近皮肤，以确定肿块是否与皮肤粘连。

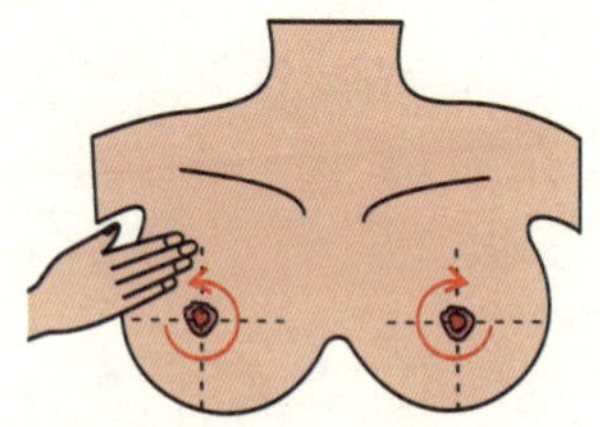

图2-2-2-1　乳房触诊

【检查结果】

正常：乳房触诊有弹性，呈模糊的颗粒感和柔韧感，无肿块。青年人乳房柔韧，质地均匀一致；老年人乳房多松弛，有结节感。

异常：①乳房局部压痛，可见于乳腺增生及炎性病变。②触及中等硬度、表面光滑、形态较规则的肿块时考虑是良性肿瘤。③如触及的肿块质地坚硬、表面不规则伴凹凸不平、固定度明显增加时考虑为恶性肿瘤。

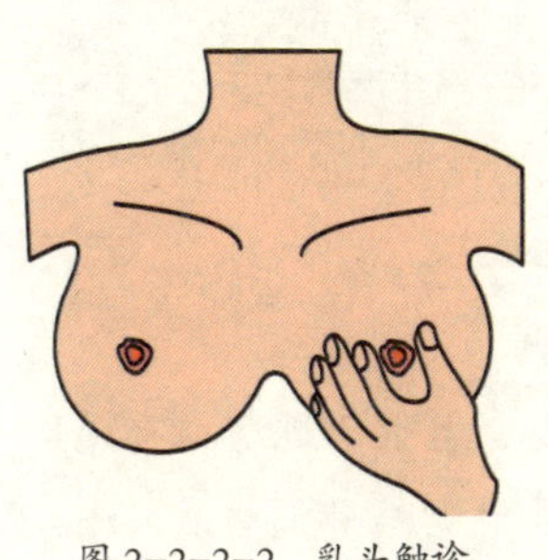

图 2-2-2-2 乳头触诊

【检查方法】

（2）乳头触诊：检查者用拇指与示指触按受检者乳头根部，检查乳头的弹性和伸展性，再将拇指和示指、中指相对，沿着乳晕区周围，向胸壁方向轻轻下压，压力作用在拇指和示指、中指间，检查乳头是否有分泌物。如图2-2-2-2所示。

【检查结果】

正常：正常乳头呈圆柱形，颜色相似，两侧大小相等、对称，无回缩和分泌物。妊娠、哺乳期可出现泌乳现象；口服避孕药或镇静药后可出现生理性乳头溢液。

异常：①乳头回缩，如自幼发生，为发育异常；如近期发生，可能为乳腺癌或炎性病变。②乳头出现分泌物，如乳头出现浆液性，黄色、绿色或血性分泌物时，可能有乳腺导管病变；

如乳头出现黄色分泌物，见于慢性囊性乳管炎；乳头出现血性分泌物，常见于导管内乳头状瘤、乳腺癌及乳管炎等。

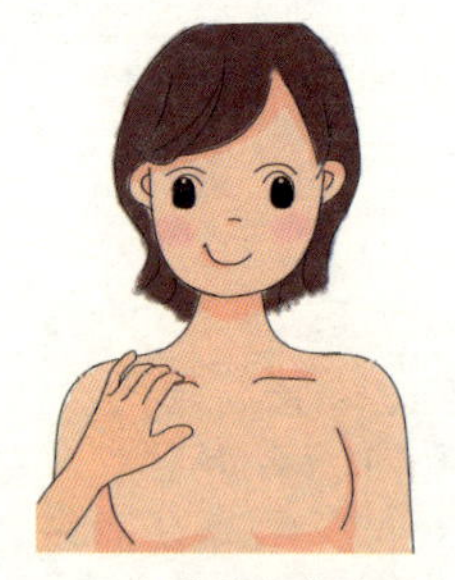

图 2-2-2-3 锁骨上窝淋巴结触诊

【检查方法】

（3）锁骨上窝淋巴结触诊：受检者取坐位，检查者用示指、中指、无名指触摸病人锁骨上窝，判断是否能触及淋巴结。如图 2-2-2-3 所示。

【检查结果】

正常：锁骨上窝未触及肿大淋巴结。

异常：①触及较硬而清晰的淋巴结，且同时乳房内有疑似癌肿时，提示乳腺癌淋巴转移。②触及淋巴结肿大程度较小，见于反应性增生。

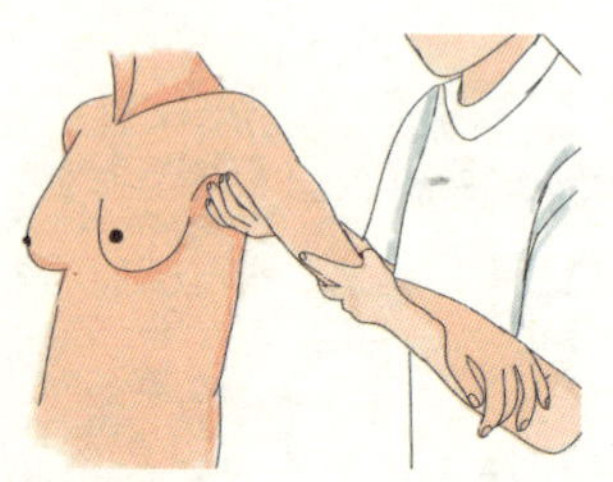

图 2-2-2-4 腋窝淋巴结触诊

【检查方法】

（4）腋窝淋巴结触诊：受检者取坐位，嘱受检者左上肢放松后外展，放置于检查者的左上肢前臂上。检查者右手自左腋窝顶部从上而下检查腋窝中央组淋巴结，然后将手指掌面转向腋窝前壁进行检查，同法检查对侧。如图 2-2-2-4 所示。

【检查结果】

正常：腋窝未触及肿大淋巴结。

异常：①触及较硬而清晰的淋巴结，且同时乳房内有疑似癌肿时，提示乳腺癌淋巴转移。②触及肿大淋巴结且无压痛，质地较硬，有一定的活动度伴全身症状（如发热、消瘦等）且颈部、锁骨等淋巴结肿大时，考虑为淋巴瘤。③胸壁有炎症时可出现肿大淋巴结且伴疼痛感。

注意事项

1. 注意保持环境安静，温度适宜，光线充足。
2. 注意保暖，保护病人隐私。
3. 乳房检查时遵循先健侧、后患侧的原则。
4. 检查乳房的时间，宜选择在月经结束后的 3 ~ 5 天。
5. 寒冷天气时，手掌相互摩擦温暖后再接触病人皮肤，触诊时避免使用手指挤捏和戳乳房。
6. 请用 CICARE 六步沟通法进行沟通。

第三节　肺部检查

一、呼吸运动、频率、节律视诊

1. 检查对象：怀疑有呼吸和循环系统疾病、危重以及胸部损伤的病人。

2. 检查目的：判断病人呼吸运动、频率、节律是否正常。

3. 用物准备：查房车、钟表、免洗手消毒液。

4. 检查方法：检查者立于病人一侧，观察病人胸部、腹部的起伏情况。

体查前沟通

小强，你好，我是你的责任护士小环，现在我来给你做体格检查，请你配合，不要紧张，谢谢！

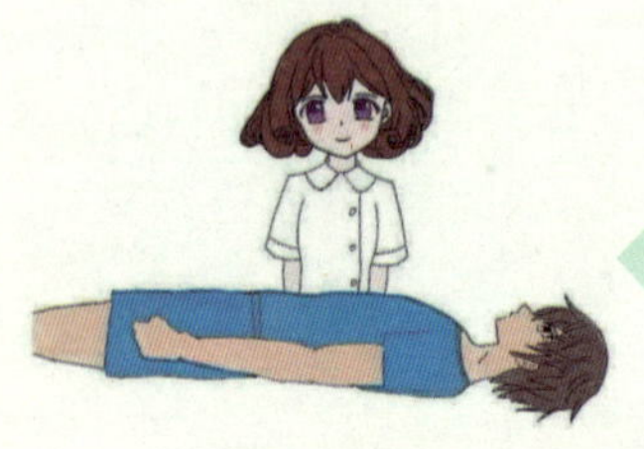

图 2-3-1-1　视诊

【检查方法】

嘱病人取仰卧位，放松心情，平静、自然呼吸，检查者位于病人一侧观察病人胸部、腹部起伏情况。如图 2-3-1-1 所示。

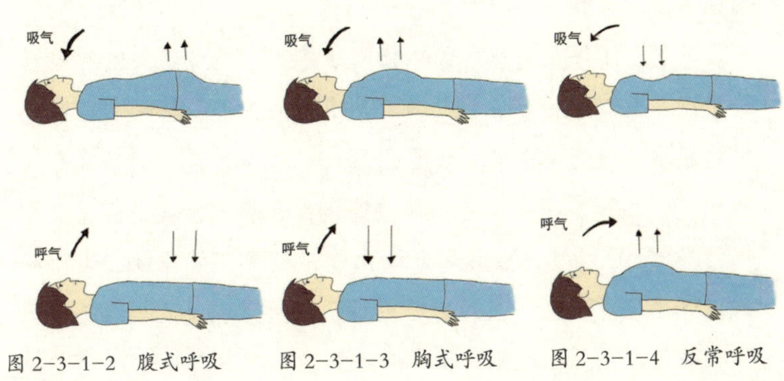

图 2-3-1-2　腹式呼吸　　图 2-3-1-3　胸式呼吸　　图 2-3-1-4　反常呼吸

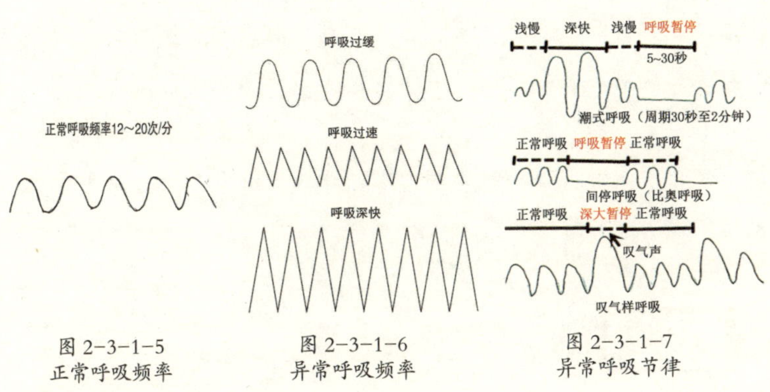

图 2-3-1-5
正常呼吸频率

图 2-3-1-6
异常呼吸频率

图 2-3-1-7
异常呼吸节律

【检查结果】

正常：正常呼吸频率为 12~20 次/分，如图 2-3-1-5 所示。①腹式呼吸：吸气时腹壁向外隆起，呼气时腹壁回缩。如图 2-3-1-2 所示。②胸式呼吸：吸气时胸廓向外扩张，呼气时胸壁向下内方移动。如图 2-3-1-3 所示。

异常：①呼吸过速，指呼吸频率超过 24 次 / 分。②呼吸过缓，指呼吸频率低于 12 次 / 分。③呼吸深快：可见于剧烈运动、情绪激动或过度紧张等。如图 2-3-1-6 所示。④潮式呼吸：呼吸由浅慢逐渐变深快，再由深快变浅慢，随之出现一段呼吸暂停，持续 5~30 秒，然后又开始由浅慢到深快的呼吸，周而复始。⑤间停呼吸：一段规律呼吸后，突然出现时间长短不一的呼吸暂停，又开始规律呼吸，周而复始。如图 2-3-1-7 所示。⑥腹式呼吸减弱而胸式呼吸增强见于腹膜炎、大量腹水、肝脾极度肿大、腹腔巨大肿瘤。⑦腹式呼吸增强而胸式呼吸减弱见于肋间神经痛、肋骨骨折、肺炎、重症肺结核、胸膜炎等胸壁与肺部疾病。⑧呼吸运动减弱或消失见于肺实变、肺部肿瘤、肺部空洞、肺气肿、胸腔积液、气胸、胸膜增厚或粘连等。⑨反常呼吸运动：吸气时胸壁内陷，呼气时胸壁外突，常见于多根多处肋骨骨折。如图 2-3-1-4 所示。

注意事项

1. 注意保持环境安静，温度适宜，光线充足。
2. 注意保暖，保护病人隐私。
3. 病人胸、腹部起伏不明显时，可取棉絮放在病人鼻腔前，观察棉絮的运动情况。
4. 请用 CICARE 六步沟通法进行沟通。

二、胸部叩诊

1. 检查对象：怀疑有胸、肺疾病的病人。

2. 检查目的：鉴别胸部异常叩诊音，判断肺上界和肺下界的位置，判断肺下界移动度是否正常。

3. 用物准备：查房车、记号笔、软尺、免洗手消毒液。

4. 检查方法：检查者以叩诊指法分别叩出胸部叩诊音，判断肺上界、肺下界和肺下界移动范围等。

体查前沟通

小强，你好，我是你的责任护士小环，现在我来给你做胸部检查，请你配合，不要紧张，谢谢！

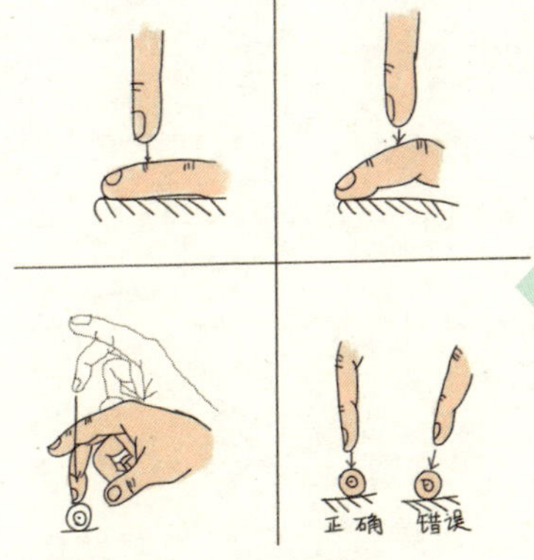

图 2-3-2-1　叩诊指法

【叩诊指法】

叩诊指法：检查者以左手中指第二指节为板指平贴肋间隙，用右手中指垂直叩击板指。如图 2-3-2-1 所示。

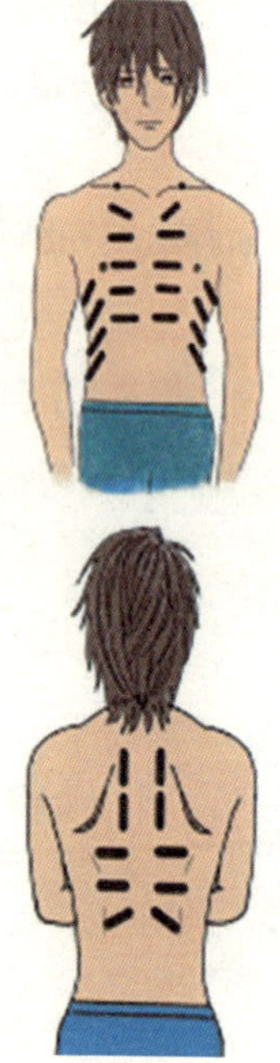

图 2-3-2-2 胸部叩诊音检查
（检查背部时，双手交叉抱肘）

【检查方法】

（1）胸部叩诊音检查：

嘱病人取仰卧位或坐位，检查者按前胸、侧胸和背部的顺序进行叩诊。叩诊前胸部时，嘱病人胸部稍向前挺，双手稍外展；叩诊侧胸时，嘱病人双臂抱头；叩诊背部时，嘱病人上身略前倾，头稍低，双手交叉抱肘。检查者按叩诊指法叩击肋间隙，由内向外，自上而下，逐一肋间隙进行叩诊。如图 2-3-2-2 所示。

【检查结果】

正常：胸部叩诊音为振动持续时间较长的清音，提示肺组织的弹性、含气量、致密度正常。

异常：①浊音，其音调较高，音响较弱，振动持续时间较短，板指所感到的振动也较弱，见于胸腔积液、肺不张、肺炎、肺结核、肺水肿。②实音，其音调较浊音更高，音响更弱，振动持续时间更短，见于肺纤维化、肺梗死、肺肿瘤、肺包虫囊肿、未液化的肺脓肿等。③鼓音，其音响比清音更强，振动持续时间也较长，见于空洞型肺结核、胸膜腔积气（如气胸）、肺囊肿及液化了的肺脓肿等。④过清音，其音调较清音低，音响较清音强。介于鼓音和清音之间，见于慢性阻塞性肺疾病。

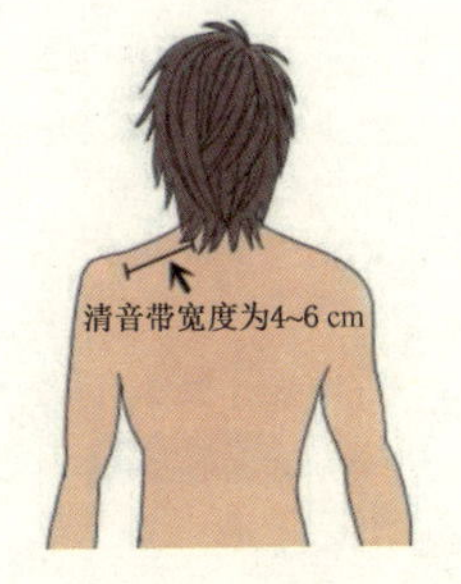

图 2-3-2-3 正常肺上界

【检查方法】

（2）肺上界叩诊：病人取坐位，背向检查者。嘱病人平静呼吸，自斜方肌前缘中央部开始向外侧叩击，当清音变为浊音时，即肺上界的外侧终点。再由上述中央部向内侧叩击，当清音变为浊音时，即肺上界的内侧终点。该清音带的宽度即肺尖的宽度。

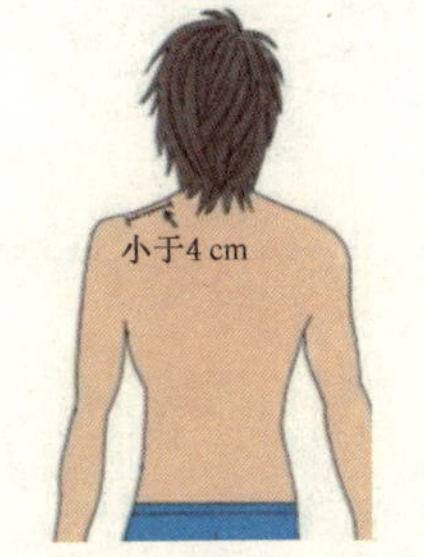

图 2-3-2-4 肺上界变窄

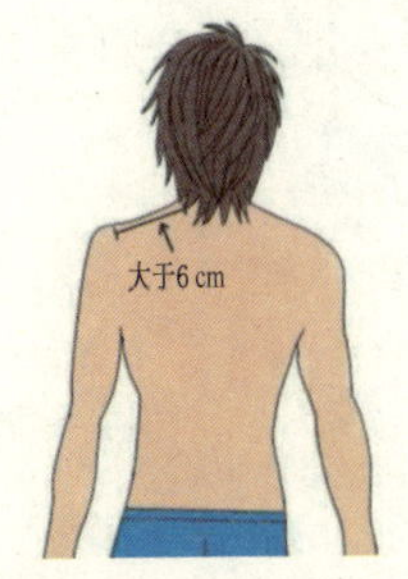

图 2-3-2-5 肺上界变宽

【检查结果】

正常：清音带宽度为 4~6 cm。如图 2-3-2-3 所示。

异常：①肺上界变窄，即清音带宽度小于 4 cm，或肺上界叩诊为浊音。提示有肺结核所致的肺尖浸润，纤维性变。如图 2-3-2-4 所示。②肺上界变宽，即清音带宽度大于 6 cm，或肺上界叩诊稍呈过清音，常见于慢性阻塞性肺疾病。如图 2-3-2-5 所示。

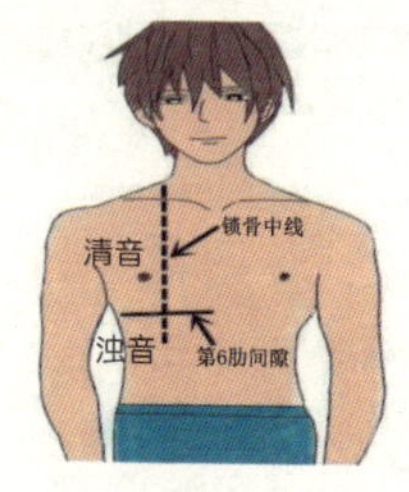

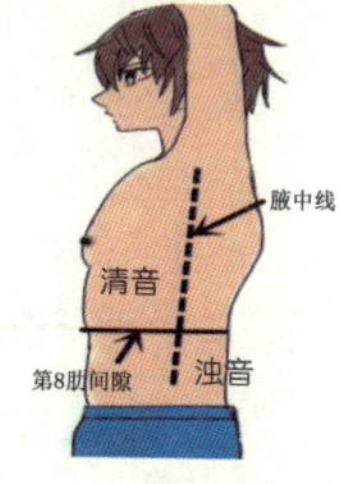

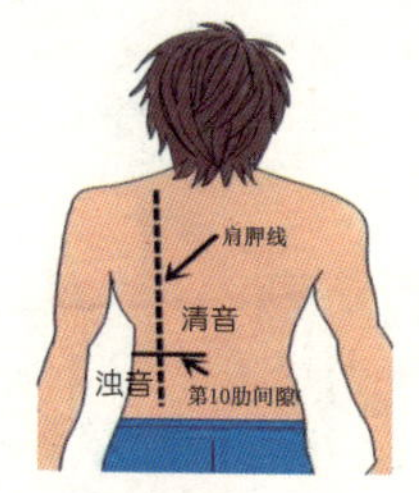

图 2-3-2-6 肺下界叩诊

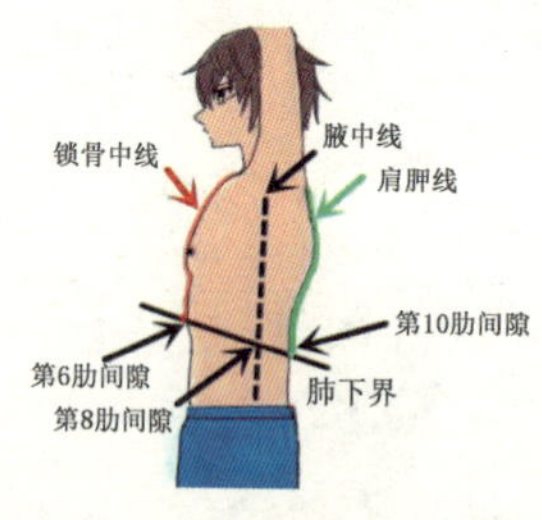

图 2-3-2-7 正常肺下界

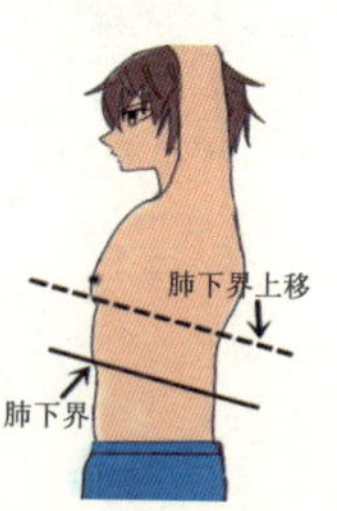

图 2-3-2-8 肺下界上移

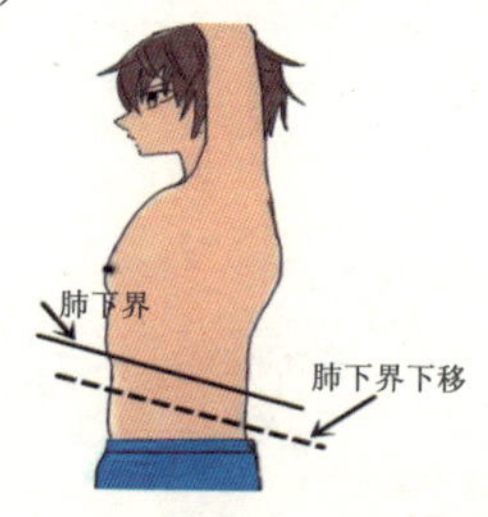

图 2-3-2-9 肺下界下移

【检查方法】

（3）肺下界叩诊：嘱病人取坐位，平静呼吸。①检查者沿锁骨中线上第 2 肋间隙开始向下叩诊，当叩诊音由清音转为浊音时做一标记。②嘱病人双手稍外展或举手放于头部，检查者从腋窝顶点沿着腋中线向下叩诊，当叩诊音由清音转为浊音时做一标记。③检查者沿着肩胛线上第 8 肋间隙的清音区开始向下叩诊，当叩诊音由清音转为浊音时做一标记。如图 2-3-2-6 所示。

【检查结果】

正常：肺下界分别位于锁骨中线第 6 肋间隙、腋中线第 8 肋间隙、肩胛线第 10 肋间隙上。如图 2-3-2-7 所示。

异常：①肺下界上移，即当叩诊音由清音转为浊音时，肺下界位置尚未达到锁骨中线第 6 肋间隙或腋中线第 8 肋间隙或肩胛线第 10 肋间隙，即肺下界上移。见于肺不张、腹腔积液、腹腔肿瘤等。如图 2-3-2-8 所示。②肺下界下移，即当叩诊音由清音转为浊音时，肺下界位置超过锁骨中线第 6 肋间隙或腋中线第 8 肋间隙或肩胛线第 10 肋间隙，即肺下界下移，见于慢性阻塞性肺疾病。如图 2-3-2-9 所示。③肺下界消失或叩不到，见于大量胸腔积液、积气及广泛胸膜粘连。

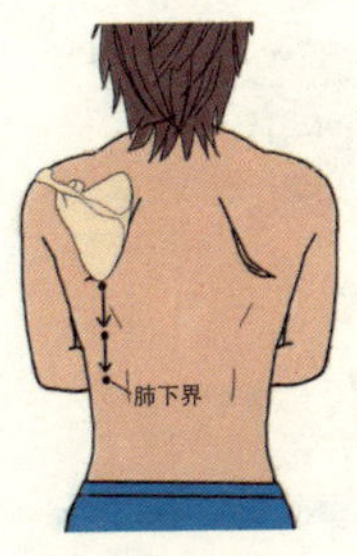

图 2-3-2-10
平静呼吸肺下界

【检查方法】

（4）肺下界移动范围检查：病人取坐位，双手抱肘，背向检查者。

①嘱病人平静呼吸，检查者沿着肩胛线第 8 肋间隙的清音区开始向下叩诊，叩出肺下界，并做好标记。如图 2-3-2-10 所示。

②嘱病人做深吸气后屏气，继续向下叩诊，当叩诊音由清音转为浊音时即肺下界的最低点，做好标记。如图 2-3-2-11 所示。

③嘱病人平静呼吸，再次沿着肩胛线第 8 肋间隙的清音区开始向下叩诊，叩出肺下界。

④嘱病人深呼气后屏气，向上叩诊，当叩诊音由浊音转为清音时即肺下界的最高点，做好标记。如图 2-3-2-12 所示。

⑤用尺子测量最高点至最低点间的距离，即肺下界的移动范围。如图 2-3-2-13 所示。

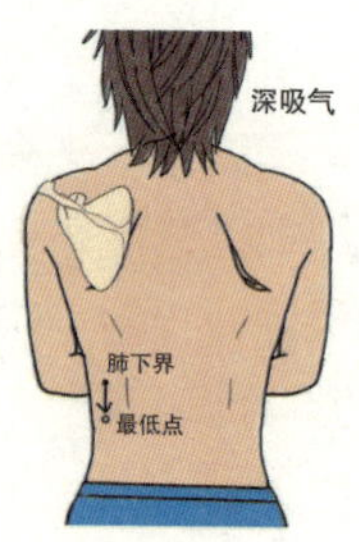

图 2-3-2-11
肺下界最低点

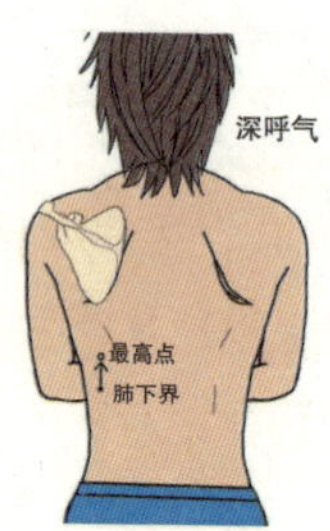

图 2-3-2-12
肺下界最高点

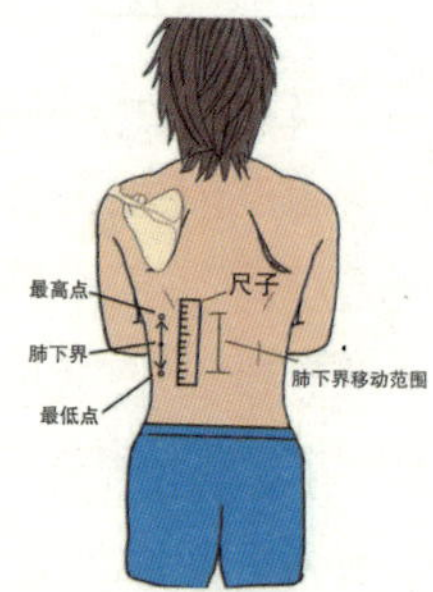

图 2-3-2-13
肺下界的移动范围

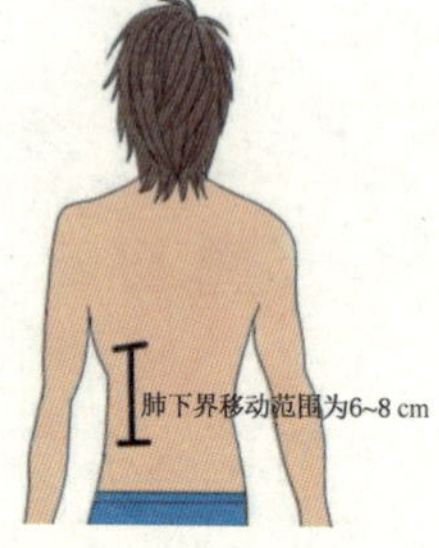

图 2-3-2-14
正常肺下界移动范围

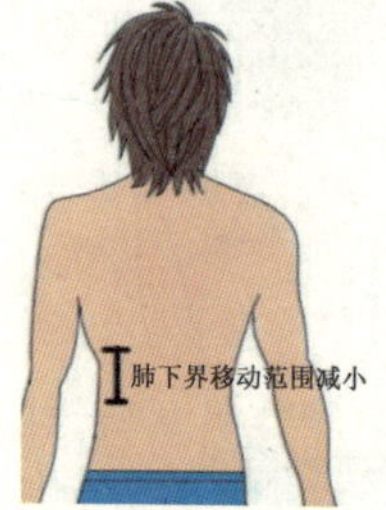

图 2-3-2-15
肺下界移动范围减小

【检查结果】

正常：肺下界移动范围为6~8cm。如图2-3-2-14所示。

异常：①肺下界移动范围减小，即肺下界移动范围小于6cm，见于肺纤维化、肺不张、肺气肿、肺炎和肺水肿等。如图2-3-2-15所示。②肺下界移动度消失或不能叩出肺下界的移动范围，见于膈神经麻痹，大量胸腔积液、积气及广泛胸膜粘连。

注意事项

1. 注意保持环境安静，温度适宜，光线充足。
2. 注意保暖，保护病人隐私。
3. 叩诊时，力度适中，用力均匀，以轻叩为宜，避免连续多次叩击；移动范围不宜过大，注意对称部位叩诊音的比较；每个肋间隙至少叩诊2处，叩诊肩胛间区时板指与脊柱平行。
4. 操作完毕立即擦去标记，动作要轻柔。
5. 请用CICARE六步沟通法进行沟通。

三、肺部听诊

1. 检查对象：怀疑肺部有病变的病人。
2. 检查目的：判断有无异常呼吸音。
3. 用物准备：查房车、听诊器、免洗手消毒液。

4. 检查方法：检查者从病人肺尖开始，自上而下，左右交替逐一肋间隙进行听诊。

体查前沟通

小明，你好，我是你的责任护士小环，现在我来给你做肺部检查，请你配合，不要紧张，谢谢！

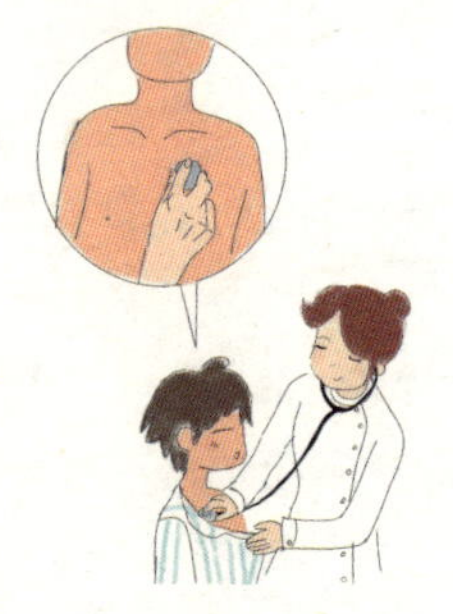
图 2-3-3-1　前胸部听诊

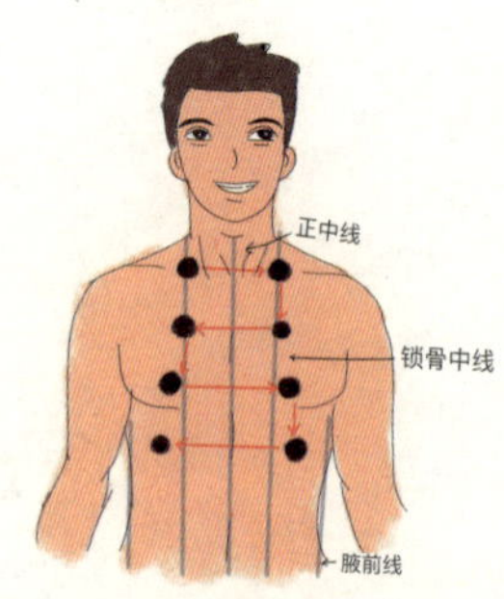

图 2-3-3-2　前胸部听诊部位与顺序

【检查方法】

（1）前胸部听诊：嘱病人取坐位或仰卧位，微张口做均匀呼吸。检查者从肺尖开始，沿锁骨中线，自上而下、左右对比听诊。如图 2-3-3-1、图 2-3-3-2 所示。

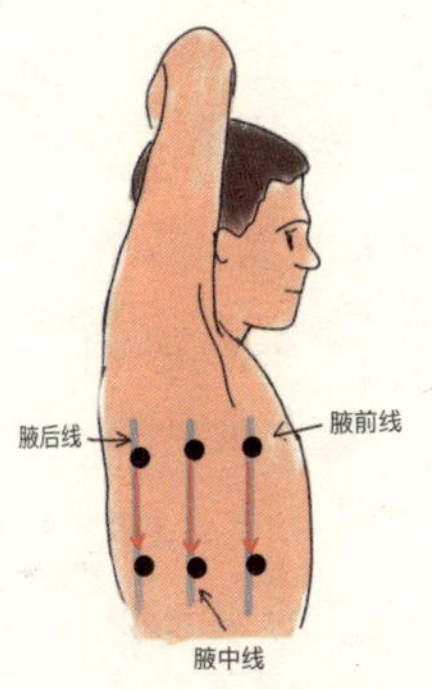

图 2-3-3-3　侧胸部听诊部位与顺序

【检查方法】

（2）侧胸部听诊：嘱病人取坐位或侧卧位，上肢上举，微张口做均匀呼吸。检查者沿腋前线、腋中线和腋后线从上到下、左右两侧对比听诊，如图 2-3-3-3、图 2-3-3-4 所示。

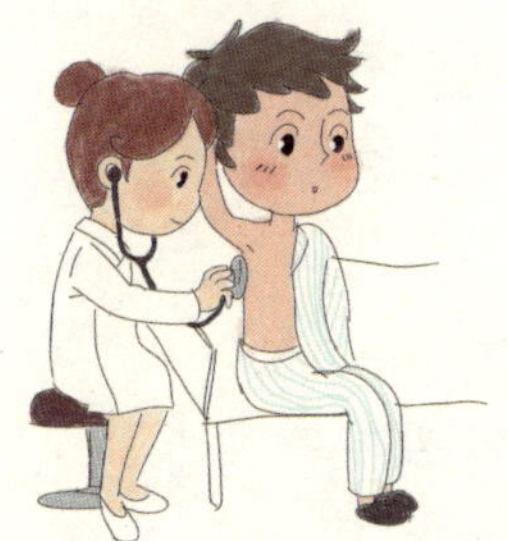

图 2-3-3-4　侧胸部听诊

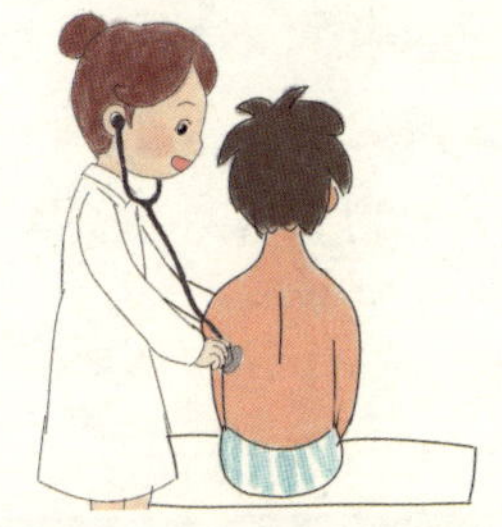

图 2-3-3-5　背部听诊

【检查方法】

（3）背部听诊：受检者取坐位或俯卧位，微张口做均匀呼吸。检查者沿肩胛区和肩胛线自上而下，左右交替，逐一肋间隙进行听诊。如图 2-3-3-5、图 2-3-3-6 所示。

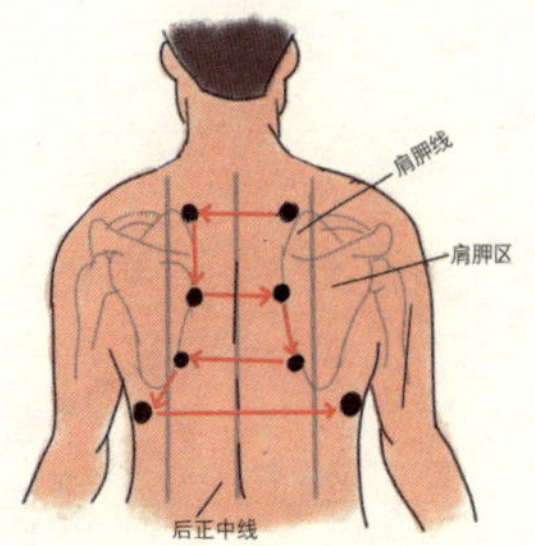

图 2-3-3-6　背部听诊部位与顺序

【检查结果】

正常：正常呼吸音特征如表 2-3-3-1 所示。

异常：①呼吸音减弱或消失，见于胸腔积液、气胸、胸痛、外伤、肋软骨骨折、肋骨切除、胸膜增厚、重症肌无力、膈肌瘫痪、膈肌膨出、慢性支气管炎、支气管哮喘、支气管肺癌等。②呼吸音增强，见于运动、发热、代谢亢进、贫血、代谢性酸中毒等。③呼吸音延长，见于慢性支气管炎、支气管哮喘、慢性阻塞性肺疾病。④断续性呼吸音，见于肺结核、肺炎。⑤粗糙性呼吸音，见于支气管炎和早期肺炎。⑥湿啰音，常见于肺水肿、心力衰竭、小儿支气管炎肺炎症。如图 2-3-3-7 所示。⑦干啰音，常见于支气管哮喘。如图 2-3-3-8 所示。⑧胸膜摩擦音，常见于胸膜炎。如图 2-3-3-8 所示。

表 2-3-3-1　正常呼吸音

特征	支气管呼吸音	支气管肺泡呼吸音	肺泡呼吸音
强度	响亮	中等	柔和
音调	高	中等	低
吸 : 呼	1:3	1:1	3:1
性质	管样	沙沙声，但管样	轻柔的沙沙声
正常听诊区域	胸骨柄	主支气管	大部分肺野
特点			

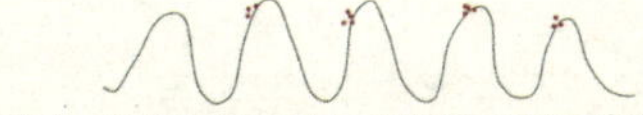

细湿啰音：发生在吸气晚期，音调高，稀疏不连续，不因咳嗽而消失，常见于细支气管炎、支气管肺炎、肺淤血和肺梗死等。

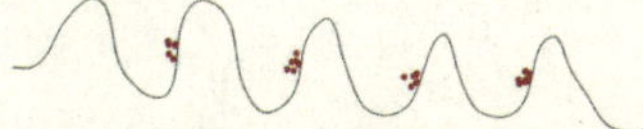

中湿啰音：发生在吸气中期，较低调，因有较多分泌物发出的音响，不因咳嗽而消失，常见于支气管炎、支气管肺炎等。

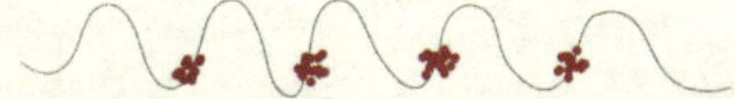

粗湿啰音：发生在吸气早期，响亮，水泡般的音响，不因咳嗽而消失，常见于支气管扩张、肺水肿、肺结核或肺脓肿空洞等。

图 2-3-3-7　湿啰音

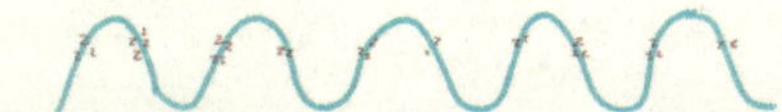

低调干啰音：响亮、低调、粗糙的响音，犹如鼾声，最常见于吸气相或呼气相连续听及；可因咳嗽而消失，常因黏液积聚于气管或大的支气管中所致。

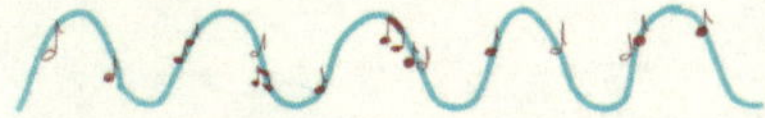

高调干啰音：乐性的响音，犹如短促的尖声，最常见于吸气相或呼气相连续听及，通常于呼气时较响亮。

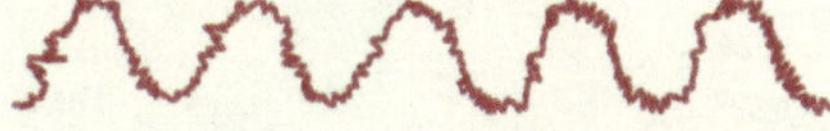

胸膜摩擦音：干性、摩擦性或刺耳的声音，常因胸膜面炎症引起；于吸气相或呼气相听及，在前侧胸膜面最响亮。

图 2-3-3-8　干啰音、胸膜摩擦音

注意事项

1. 注意保持环境安静，温度适宜，光线充足。
2. 注意保暖，保护病人隐私。
3. 听诊前用手焐热听诊器后再置于病人皮肤上。
4. 每个听诊部位听诊 1~2 个呼吸周期，必要时嘱病人深呼吸或做咳嗽动作。注意左右、上下对称部位对比听诊。
5. 听诊前胸、后背时应避开心脏，为女性病人听诊时应避开乳房。
6. 肺小叶的肺不张、气胸、心衰、肺异物等情况下可以保持听诊器位置不变，嘱病人变换体位或深呼吸或咳嗽后再继续听诊。
7. 请用 CICARE 六步沟通法进行沟通。

第四节　心脏检查

一、心尖搏动视诊

1. 检查对象：怀疑有心脏疾病的病人。

2. 检查目的：判断心尖搏动位置。

3. 用物准备：免洗手消毒液。

4. 检查方法：检查者视线从切线方向观察受检者心尖搏动的位置。

体查前沟通

小明，你好，我是你的责任护士小环，现在我来给你做心脏检查，请你配合，不要紧张，谢谢！

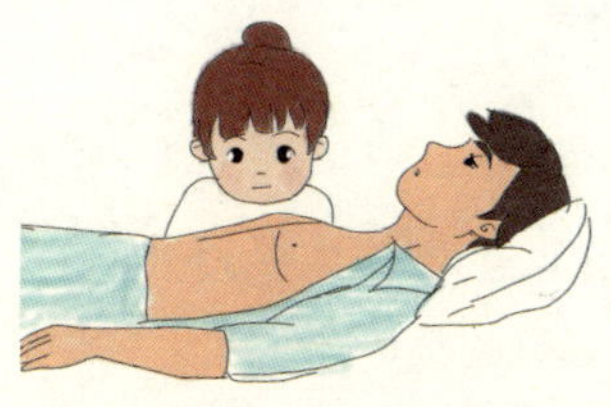

图 2-4-1-1　心脏视诊（一）

【检查方法】

（1）病人取仰卧位或坐位，暴露胸部，检查者于病人的一侧，视线从切线方向观察受检者心前区是否隆起，观察心尖搏动的位置、强弱和范围，心前区有无异常搏动。如图 2-4-1-1 所示。

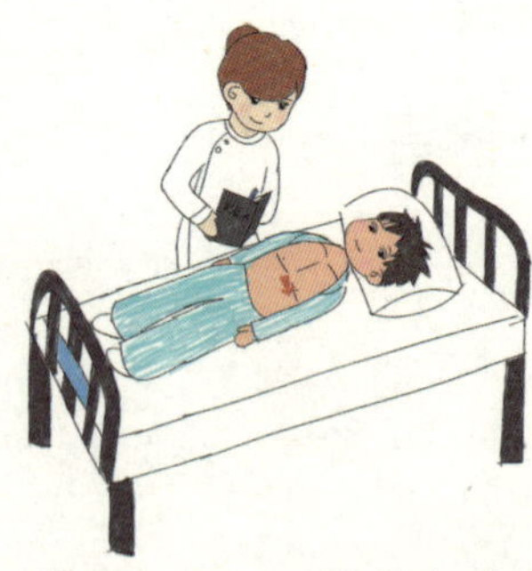

图 2-4-1-2　心脏视诊（二）

【检查方法】

（2）受检者取仰卧位或坐位，暴露胸部。检查者立于病人的一侧，俯视受检者，观察受检者心尖搏动的位置、强弱和范围。如图 2-4-1-2 所示。

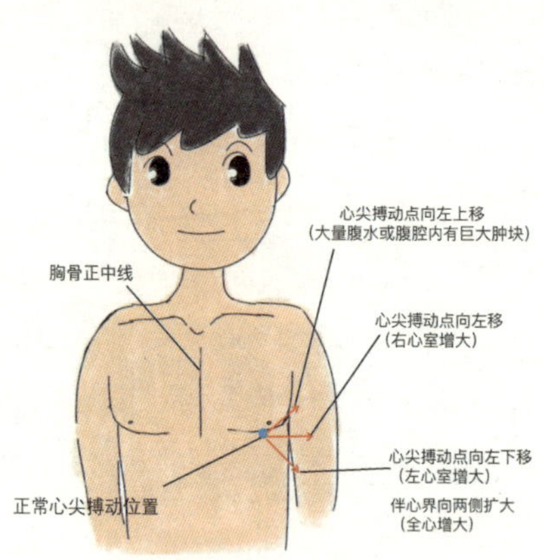

图 2-4-1-3　心尖搏动点

【检查结果】

正常：心尖搏动点位于第 5 肋间，左锁骨中线内侧 0.5~1.0 cm，搏动范围以直径计算为 2.0~2.5 cm。

异常：①心尖搏动点向左下移动，左心室增大。②心尖搏动点向左移动，右心室增大。③心尖搏动点向左下移动，并伴有心界向两侧扩大，全心增大。如图 2-4-1-3 所示。

注意事项

1. 注意保持环境安静，温度适宜，光线充足。
2. 注意保暖，保护病人隐私。
3. 请用 CICARE 六步沟通法进行沟通。

二、心尖搏动、心前区震颤、心包摩擦感触诊

1. 检查对象：怀疑有心脏疾病的病人。

2. 检查目的：判断心尖搏动位置及心前区有无异常震颤和心包摩擦感。

3. 用物准备：免洗手消毒液。

4. 检查方法：检查者先于病人心前区触诊，感觉心尖搏动的位置以及心前区有无震颤，再进一步触摸心尖搏动情况。最后在胸骨左缘第 3、4 肋间触诊有无心包摩擦感。

体查前沟通

小明，你好，我是你的责任护士小环，现在我来给你做心脏检查，请你取仰卧位或坐位，平静呼吸，不要紧张，谢谢！

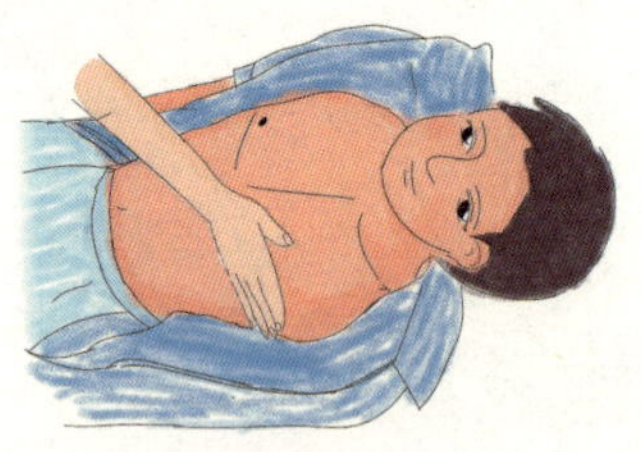

图 2-4-2-1
手掌触诊心尖搏动

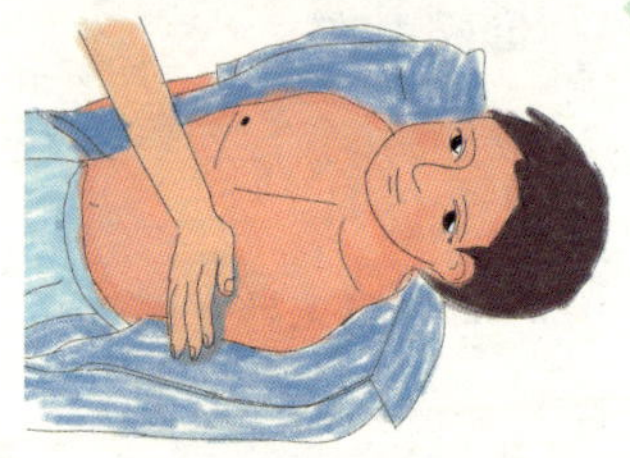

图 2-4-2-2
手掌尺侧触诊心尖搏动

【检查方法】

（1）检查者将右手全手掌或手掌尺侧置于病人心前区，感觉心尖搏动，判断心尖搏动位置，以及感觉心前区有无震颤。如图 2-4-2-1、图 2-4-2-2 所示。

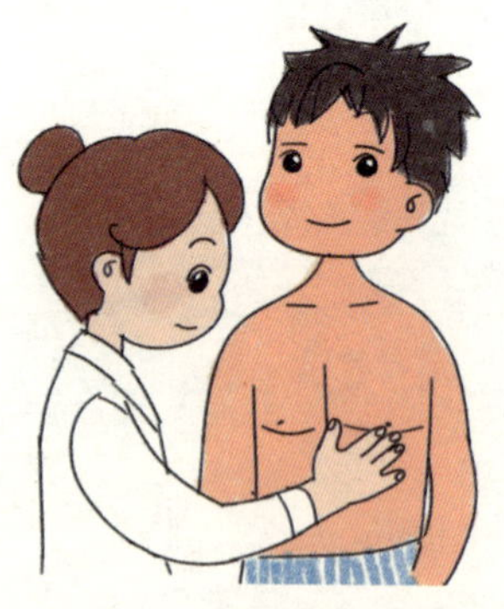

图 2-4-2-3
示指和中指触诊心尖搏动

【检查方法】

（2）检查者右手示指和中指并拢，用指腹进一步触摸，了解心尖搏动的位置、范围、节律、强度，判断是否弥散，有无抬举性搏动以及其他异常搏动。如图 2-4-2-3 所示。

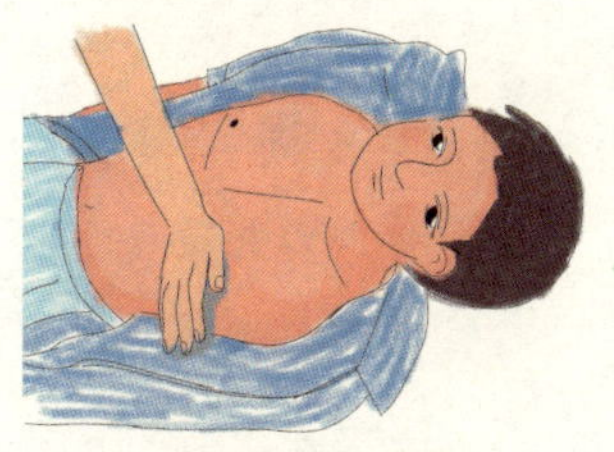

图 2-4-2-4
心前区震颤触诊

【检查方法】

（3）检查者将右手掌尺侧置于各触诊位置，感觉有无震颤。如图 2-4-2-4 所示。

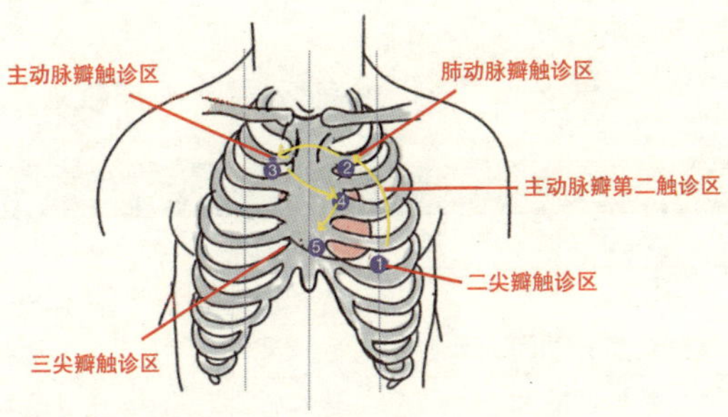

图 2-4-2-5　心前区震颤触诊部位及顺序

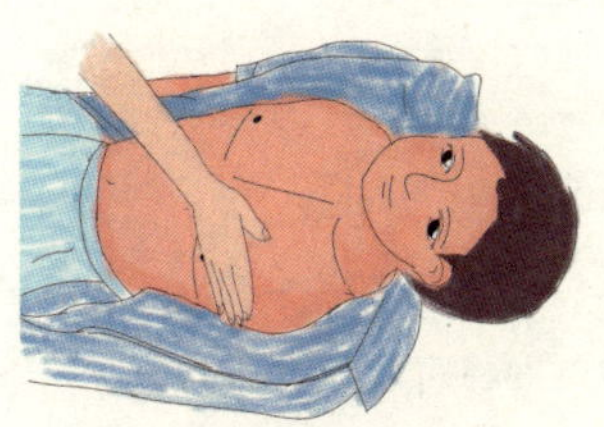

图 2-4-2-6
心包摩擦感触诊

【检查方法】

（4）检查者以右手掌在胸骨左缘第 4 肋间触诊有无心包摩擦感。必要时嘱病人屏住呼吸，与胸膜摩擦音相鉴别。如图 2-4-2-6 所示。

【检查结果】

正常：①心尖搏动点位于第5肋间，左锁骨中线内侧0.5~1.0cm，搏动范围以直径计算为2.0~2.5cm。②未触及心前区震颤。③未触及心包摩擦感。

异常：①心尖搏动点向左下移动，左心室增大；心尖搏动点向左移动，右心室增大；心尖搏动点向左下移动，并伴有心界向两侧扩大，全心增大。②触及心前区震颤，如表2-4-2-1所示。③触及心包摩擦感。主要见于急性心包炎。

表 2-4-2-1　心前区震颤的临床意义

部位	时相	常见病变
心尖区	收缩期	重度二尖瓣关闭不全
心尖区	舒张期	二尖瓣狭窄
胸骨左缘第 2 肋间	收缩期	肺动脉瓣狭窄
胸骨左缘第 2 肋间	连续性	动脉导管未闭
胸骨右缘第 2 肋间	收缩期	主动脉瓣狭窄
胸骨左缘第 3、第 4 肋间	收缩期	室间隔缺损

注意事项

1. 注意保持环境安静，温度适宜，光线充足。
2. 注意保暖，保护病人隐私。
3. 天气寒冷时，手掌相互摩擦温暖后再接触病人皮肤。
4. 请用 CICARE 六步沟通法进行沟通。

三、心脏相对浊音界叩诊

1. 检查对象：怀疑有心脏疾病的病人。

2. 检查目的：判断心界的大小及形状。

3. 用物准备：查房车、记号笔、硬尺、免洗手消毒液。

4. 检查方法：病人取仰卧位或坐位，检查者以自下而上、由外向内的顺序进行心界叩诊。先叩左界再叩右界。

体查前沟通

小明，你好，我是你的责任护士小环，现在我来给你做心脏检查，请你配合，不要紧张，谢谢！

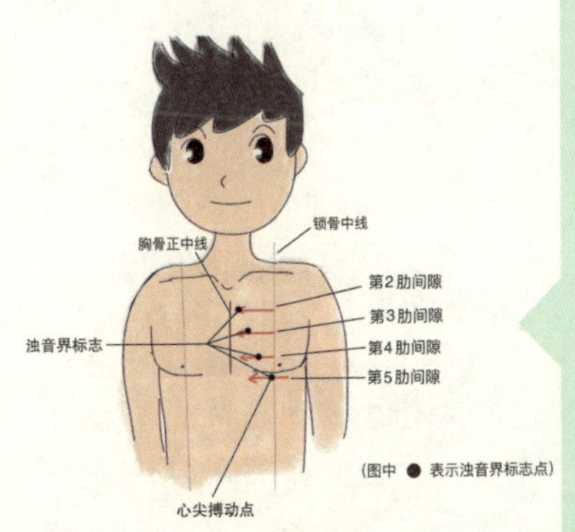

图 2-4-3-1　心脏左界叩诊

【检查方法】

（1）心脏左界叩诊：先从心尖搏动点的肋间开始，在心尖搏动点外 2~3cm 处（一般为第 5 肋间左锁骨中线稍外）开始，沿肋间隙由外向内进行叩诊，当叩诊音由清音变为相对浊音时，表示已达心界，用笔做一标记。用此方法由下向上，从左锁骨中线开始，由外向内，逐一肋间进行叩诊确定心界，直至上移至第 2 肋间为止。如图 2-4-3-1 所示。

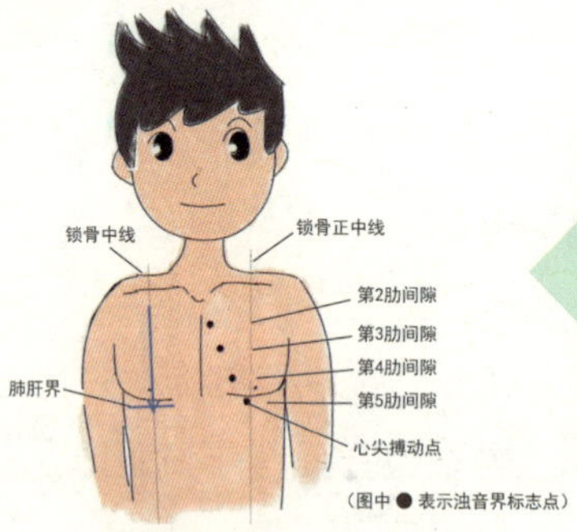

图 2-4-3-2　肝上界叩诊

【检查方法】

（2）肝上界叩诊：沿右锁骨中线从第2肋间自上而下叩诊，当叩诊音由清音变为相对浊音时，表示已达肝上界。如图 2-4-3-2 所示。

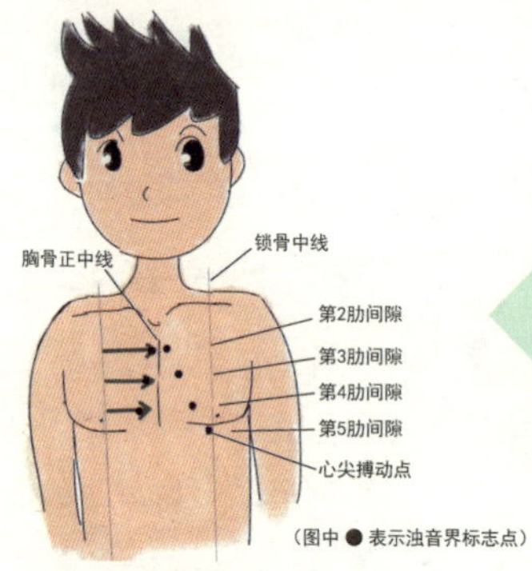

图 2-4-3-3　心脏右界叩诊

【检查方法】

（3）心脏右界叩诊：在肝上界上一肋间自右锁骨中线开始，由外向内叩诊，当叩诊音由清音变为相对浊音时，表示已达心界，用笔做一标记。用此方法由下向上，从右锁骨中线开始，由外向内，逐一肋间进行叩诊确定心界，直至上移至第2肋间为止。如图 2-4-3-3 所示。

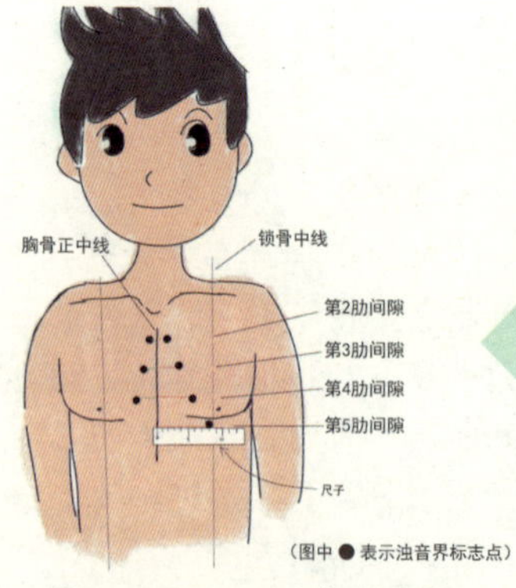

图 2-4-3-4　心浊音界测量

【检查方法】

（4）心浊音界测量：用硬尺测量前胸骨正中线至各标记点的垂直距离，再测量前胸骨正中线至左锁骨中线的距离，以记录心脏相对浊音界的位置。如图 2-4-3-4 所示。

【检查结果】

正常：正常成人的心脏相对浊音界与前胸骨正中线的距离如表 2-4-3-1 所示，心脏各部位在胸壁的投影如图 2-4-3-5 所示。

异常：①左心室增大，心浊音界向左下扩大，心浊音区呈靴形。见于主动脉病变及主动脉瓣关闭不全，故称为主动脉型心脏，又称为靴形心，如图 2-4-3-6 所示。亦可见于高血压性心脏病。②右心室增大，相对浊音界同时向左、右两侧扩大，常见于肺心病。③左心房增大，心浊音区外形呈梨形，称为梨形心，如图 2-4-3-7 所示。因常见于二尖瓣狭窄，故亦称为二尖瓣型心脏。④左、右心室增大，心浊音界向两侧扩大，且左界向左下增大。见于全心功能不全，如扩张型心肌病、重症心肌炎、全心衰等。⑤心包积液，心浊音界向两侧扩大，且随体位改变而改变。坐位时心浊音界呈三角烧瓶样，如图 2-4-3-8 所示。仰卧位时心底部浊音界增宽呈球形，为心包积液的特征性体征。⑥一侧大量胸腔积液或气胸，患侧心浊音界叩不出，健侧心浊音界向外移位。⑦肺气肿时，心浊音界变小或叩不出。⑧大量腹腔积液或腹腔巨大肿瘤导致的横膈抬高、心脏呈横位，可使心界向左增大。

表 2-4-3-1　正常成人心脏相对浊音界

右心界（cm）	肋间	左心界（cm）
2~3	II	2~3
2~3	III	3.5~4.5
3~4	IV	5~6
—	V	7~9

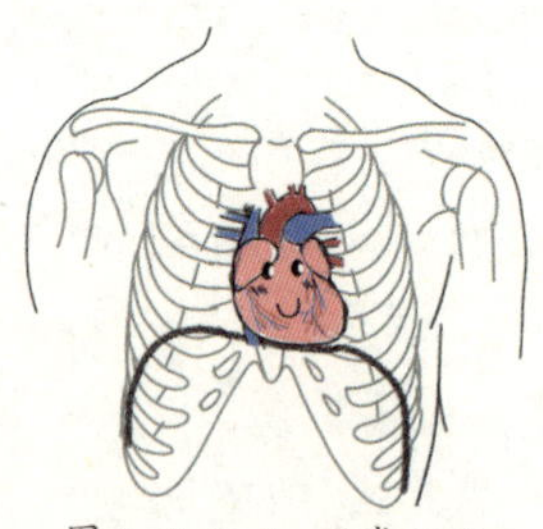

图 2-4-3-5　正常心脏

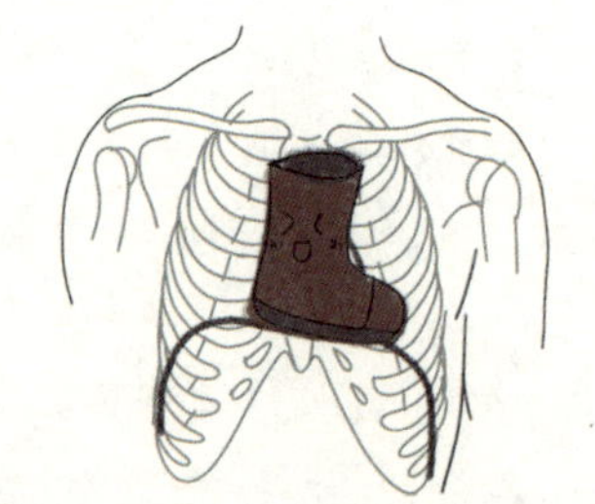

图 2-4-3-6　左心室增大（靴形心）

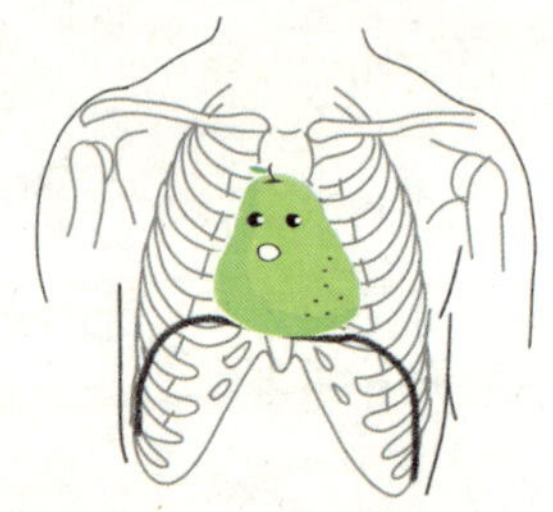

图 2-4-3-7　左心房增大（梨形心）

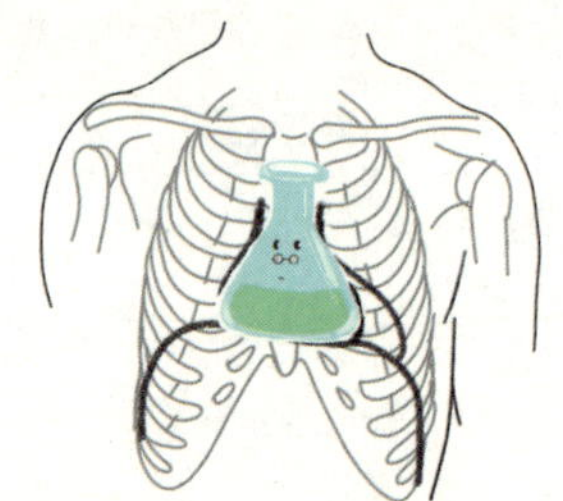

图 2-4-3-8　心包积液（烧瓶样）

注意事项

1. 注意保持环境安静，温度适宜，光线充足。
2. 注意保暖，保护病人隐私。
3. 以轻叩为宜，力度适中，用力均匀，避免连续多次叩击，板指每次移动 0.5 cm。仰卧位时，护士的叩诊板指与肋间平行，坐位时板指与肋间垂直。
4. 操作完毕后立即擦去标记，动作要轻柔。
5. 心包积液病人应分别进行坐位、卧位叩诊，并注意两种体位时心浊音界的变化。
6. 请用 CICARE 六步沟通法进行沟通。

四、心脏听诊

1. 检查对象：体检者，怀疑有心脏疾病的病人。

2. 检查目的：判断受检者心率、心律、心音有无异常，有无心包摩擦感。

3. 用物准备：查房车、钟表、听诊器、免洗手消毒液。

4. 检查方法：受检者取坐位或卧位，检查者将听诊器置于受检者心前区，按顺序听诊各个心脏瓣膜听诊区。

体查前沟通

小强，你好，我是你的责任护士小环，现在我来给你做心脏听诊，以便了解你的心脏情况，请你配合，谢谢！

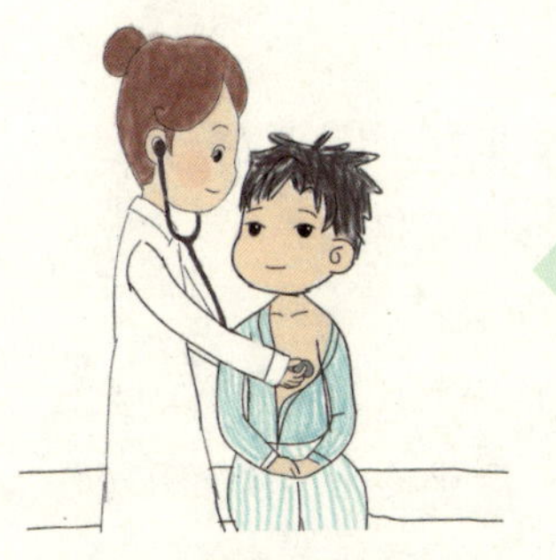

图 2-4-4-1 心脏听诊

【检查方法】

(1) 心率、心律听诊：嘱受检者保持安静，不要说话。检查者将听诊器置于受检者心尖部，听心脏跳动的频次和节律 1 分钟。如图 2-4-4-1 所示。

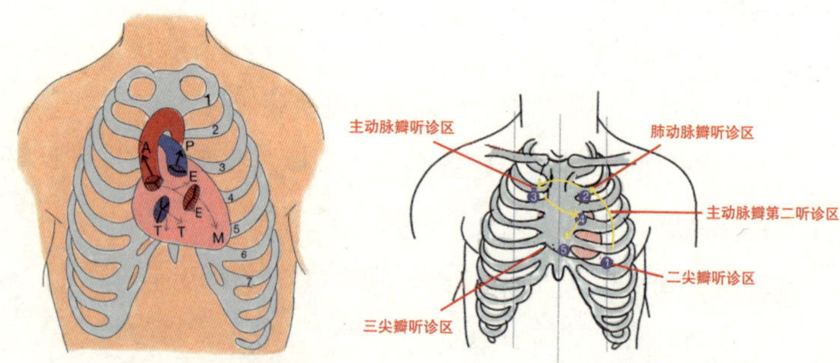

图 2-4-4-2　心脏各瓣膜解剖位置　　图 2-4-4-3　心脏听诊部位和顺序

【检查方法】

（2）心音听诊：依二尖瓣听诊区→肺动脉瓣听诊区→主动脉瓣听诊区→主动脉瓣第二听诊区→三尖瓣听诊区的顺序依次听诊，了解受检者瓣膜有无杂音。如图 2-4-4-2、图 2-4-4-3 所示。

【检查结果】

正常：①静息状态下，成人心率为 60~100 次 / 分，老年人稍慢，三岁以下儿童多在 100 次 / 分以上。②心律：节律规整。③第一、第二心音特点如表 2-4-4-1 所示。

异常：①静息状态下，成人心率超过 100 次 / 分、婴幼儿心率超过 150 次 / 分，为心动过速，病理状况下常见于发热、贫血、甲状腺功能亢进、心力衰竭和休克等；心率低于 60 次 / 分为心动过缓，病理状态下常见于颅内压增高、胆汁淤积性黄疸、甲状腺功能减退、房室传导阻滞或美托洛尔等药物副作用。②听诊常见心律失常为期前收缩和心房纤颤。期前收缩二联律、三联律常见于器质性心脏病、洋地黄中毒及低血钾等。心房纤颤常见于二尖瓣狭窄、冠心病、甲状腺功能亢进等。③异常心音特点如表 2-4-4-2 所示。

表 2-4-4-1 正常心音

特点	第一心音	第二心音
音调	较低	较高
强度	较强	较 S_1 弱
性质	较钝	较清脆
时限	较长，持续约 0.1s	较短，约 0.08s
S_1 与 S_2 间隔	S_1 与 S_2 间隔较短	S_1 与下一个心动周期的 S_2 间隔较长
听诊部位	心尖部最响	心底部最响
与心尖搏动关系	同时出现	之后出现

表 2-4-4-2 异常心音

瓣膜听诊区	收缩期杂音（SM）	舒张期杂音（DM）
心尖部（二尖瓣区）	二尖瓣关闭不全：粗糙沙沙声	二尖瓣狭窄：隆隆声
锁骨右缘第 2 肋间（主动脉听诊区）；锁骨左缘第 3 肋间（主动脉第二听诊区）	主动脉狭窄：喷射性	主动脉关闭不全：叹气声
胸骨下端（三尖瓣）	三尖瓣关闭不全：粗糙沙沙声	三尖瓣狭窄：隆隆声
锁骨左缘第 2 肋间（肺动脉瓣区）	肺动脉狭窄：喷射性	肺动脉关闭不全：沙沙声或叹气声
锁骨左缘第 2、第 3 肋间	动脉导管未闭：连续性机械声	

注意事项

1. 注意保持环境安静，温度适宜，光线充足。
2. 注意保暖，保护病人隐私。
3. 冬天用手焐热听诊器后再置于病人皮肤上。
4. 请用 CICARE 六步沟通法进行沟通。

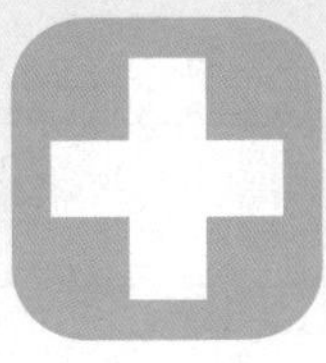

第三章　CHAPTER 3

腹部体格检查

第一节　腹部一般检查

1. 检查对象：体检者，怀疑患有腹部疾病的病人。

2. 检查目的：了解胃、肠蠕动波，腹壁静脉、腹式呼吸运动及腹部膨隆等情况。

3. 用物准备：免洗手消毒液。

4. 检查方法：检查者立于病人一侧，自上而下进行腹部视诊。

体查前沟通

小明，你好，我是你的责任护士小张，现在准备给你检查腹部，如果在检查过程中你感觉不适请告诉我，谢谢！

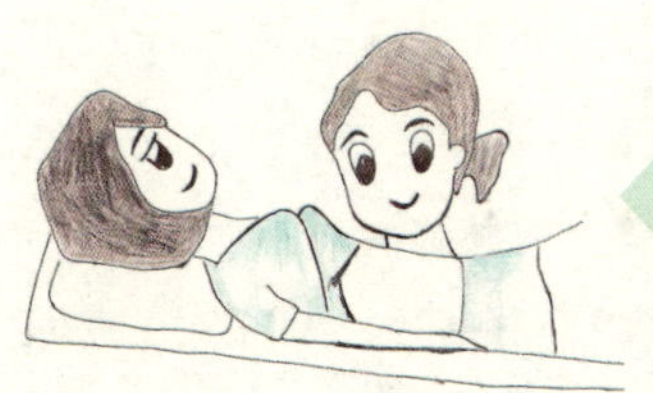

图 3-1-1-1　腹部视诊

【检查方法】

受检者排空膀胱，低枕仰卧，双腿屈膝，两手自然放在身体两侧，充分暴露全腹，检查者立于病人一侧，自上而下观察腹部有无胃肠型、肠蠕动波、腹壁静脉曲张等情况，再将视线降低至腹部平面，从侧面沿切线方向观察腹式呼吸运动及有无腹部膨隆。如图 3-1-1-1 所示。

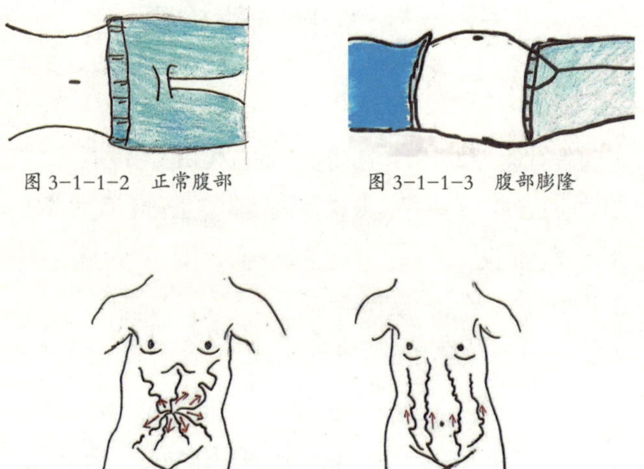

图 3-1-1-2　正常腹部

图 3-1-1-3　腹部膨隆

图 3-1-1-4　腹壁静脉曲张

【检查结果】

正常：平卧时，腹壁上下起伏，吸气时上抬，呼气时下陷，前腹壁处于肋缘至耻骨联合的平面或略低，腹部无隆起，未见胃肠型、肠蠕动波及腹壁静脉曲张等。如图 3-1-1-2 所示。

异常：①腹部膨隆，常见于腹腔积液、脏器肿大、腹内肿瘤或炎性肿块、胃或肠胀气以及腹壁上的肿物和疝。如图 3-1-1-3 所示。②腹壁静脉曲张，常见于门静脉高压。如图 3-1-1-4 所示。③腹式呼吸减弱，常见于腹膜炎症、腹腔积液、急性腹痛、腹腔内巨大肿物或妊娠等。④腹式呼吸消失，常见于胃肠穿孔所致的急性腹膜炎或膈肌麻痹等。⑤腹式呼吸增强不多见，见于癔症性呼吸或胸腔疾病（如大量积液等）。⑥发现腹壁有胃型或肠型时，提示胃肠道发生梗阻。

注意事项

1. 注意保持环境安静，温度适宜，光线充足。
2. 注意保暖，保护病人隐私。
3. 检查前受检者需排空膀胱。
4. 请用 CICARE 六步沟通法进行沟通。

第二节　腹部特殊检查

1. 检查对象：怀疑有胃肠道疾病，腹部有动、静脉性疾病的病人。

2. 检查目的：了解病人是否有幽门梗阻，胃扩张或腹部动、静脉性疾病。

3. 用物准备：查房车、听诊器、免洗手消毒液。

4. 检查方法：检查者立于病人右侧，病人取平卧位，双腿屈膝，检查者用听诊器在病人腹部进行听诊。

体查前沟通

小明，你好，我是你的责任护士小张，现在准备给你做腹部检查，如果在检查过程中你感觉不适请告诉我，谢谢！

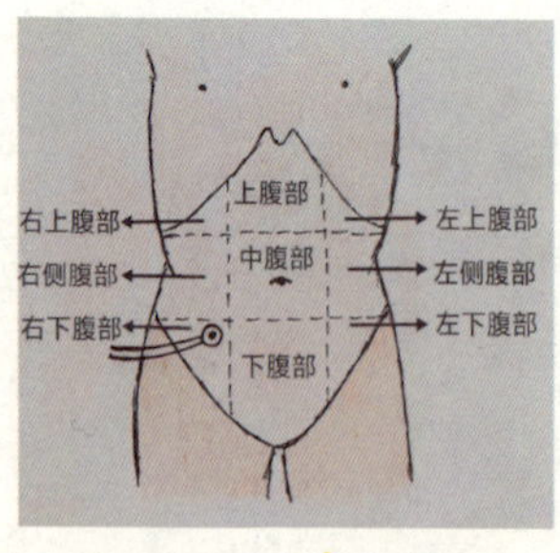

图 3-2-1-1　肠鸣音听诊

【检查方法】

(1) 肠鸣音听诊：病人取仰卧位，双腿屈膝，充分暴露全腹，全身放松，两手自然放在身体两侧，检查者将听诊器置于病人右下腹或脐周听诊，数肠鸣音次数。如图 3-2-1-1 所示。

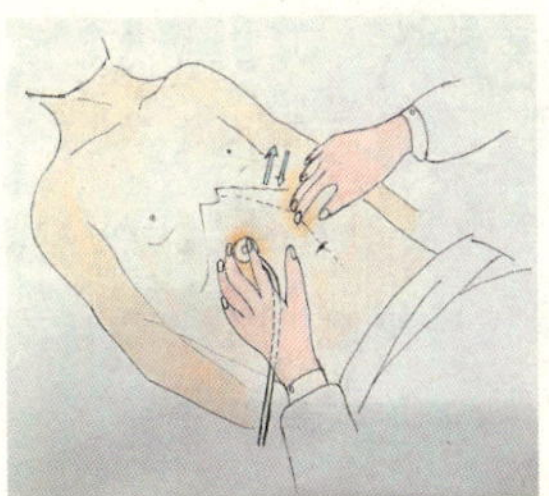
图 3-2-1-2　振水音听诊

【检查方法】

（2）振水音听诊：检查者立于病人右侧，病人取仰卧位，双腿屈膝，充分暴露全腹，全身放松，两手自然放在身体两侧，检查者将听诊器置于上腹部，然后用稍弯曲的手指以冲击触诊法连续、迅速冲击病人上腹部，此时听到的胃内液体与气体相撞击的声音，即振水音。如图 3-2-1-2 所示。

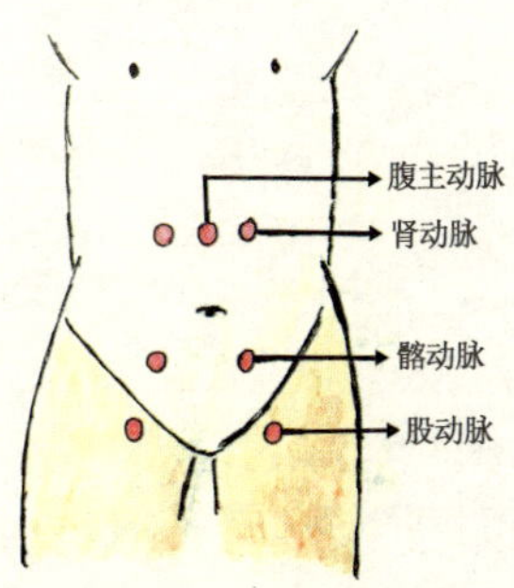

图 3-2-1-3　血管杂音听诊

【检查方法】

（3）血管杂音听诊：检查者立于病人右侧，病人取仰卧位，双腿屈膝，充分暴露全腹，全身放松，两手自然放在身体两侧，检查者将听诊器置于腹中部或腹部两侧听诊（动脉性杂音听诊点），或在脐周或上腹部听诊（静脉性杂音听诊点）。如图 3-2-1-3 所示。

【检查结果】

正常：①肠鸣音 4~5 次 / 分钟。②一般情况下无振水音，餐后或饮入大量液体时可有振水音。③听不到腹部血管杂音。

异常：①肠鸣音活跃，即肠鸣音每分钟振动超过 10 次，音调并不十分高，见于饥饿状态、急性肠炎、服泻药后或胃肠道大出血。②肠鸣音亢进，即肠鸣音每分钟震动超过 10 次，且响亮、高亢，甚至呈金属音，见于机械性肠梗阻。③肠鸣音减弱，即肠鸣音震动次数明显少于正常值，或 3~5 分钟才能听到 1 次，见于老年性便秘、低钾血症等。④肠鸣音消失，即持续听诊 3~5 分钟仍未闻及肠鸣音，见于急性腹膜炎或麻痹性肠梗阻。⑤清晨空腹或餐后 6~8 小时以上仍有振水音，则提示有幽门梗阻或胃扩张。⑥腹中部有收缩期血管杂音（喷射性杂音），常提示腹主动脉瘤或腹主动脉狭窄。⑦脐周或上腹部听及连续性潺潺声，提示有门静脉高压。

注意事项

1. 注意保持环境安静，温度适宜，光线充足。
2. 注意保暖，保护病人隐私。
3. 检查前病人需排空膀胱。
4. 冬天听诊前用手焐热听诊器后再置于病人皮肤上。
5. 检查时切忌隔着衣服听诊，以免衣服摩擦发出声音干扰听诊。
6. 请用 CICARE 六步沟通法进行沟通。

第三节 腹部叩诊

1. 检查对象：怀疑腹部脏器发生器质性或功能性改变或腹腔内有较多液体的病人；需要确定肝脏上下界或判断膀胱充盈情况的病人。

2. 检查目的：了解腹腔实质脏器的大小和有无叩痛、胃肠道充气情况，腹腔内有无积气、积液和肿块等。

3. 用物准备：免洗手消毒液。

4. 检查方法：检查者立于病人右侧，病人取仰卧位，双腿屈膝（肾脏叩诊时取端坐位），检查者在对应部位上进行叩诊。

体查前沟通

小明，你好，我是你的责任护士小张，我现在准备给你检查身体，如果在检查过程中你感觉不适请告诉我，谢谢！

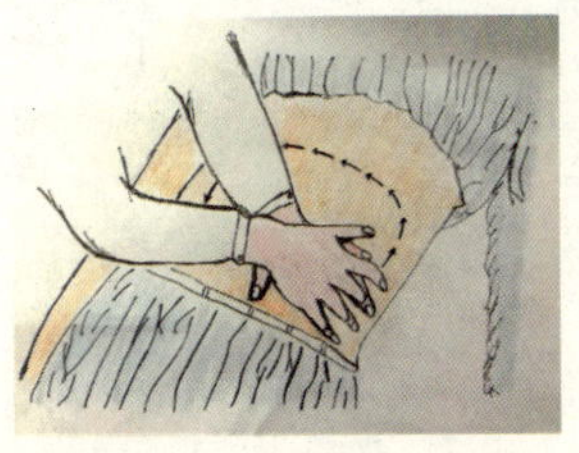

图 3-3-1-1 腹部一般叩诊

【检查方法】

（1）腹部一般叩诊：检查者立于病人右侧，病人取仰卧位，双腿屈膝，充分暴露全腹，全身放松，两手自然放在身体两侧，检查者左手中指第二指节紧贴于腹壁上，其余手指稍微抬起，右手指自然弯曲，用中指指端垂直叩击左手中指末端指关节或第二节指骨的远端，连续叩击。按此方法从左下腹逆时针方向至右下腹部，再至脐部叩诊。如图3-3-1-1所示。

【检查方法】

（2）移动性浊音叩诊：病人取仰卧位，双腿屈膝，充分暴露全腹，全身放松，两手自然放在身体两侧，检查者立于病人右侧，自腹中部脐水平面开始向病人左侧叩诊，发现浊音时，板指固定不动，嘱病人右侧卧，再度叩诊，如呈鼓音，表明浊音移动。同样方法向右侧叩诊，叩得浊音后嘱病人左侧卧，再度叩诊，以核实浊音是否移动。如图3-3-1-2所示。

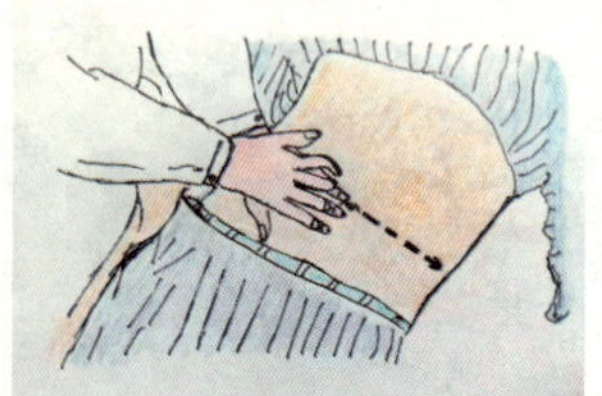

图 3-3-1-2　移动性浊音叩诊

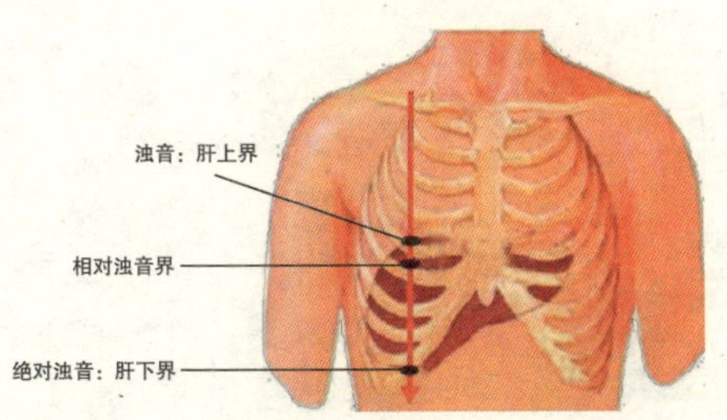

图 3-3-1-3　肝脏叩诊

【检查方法】

（3）肝脏叩诊：病人取仰卧位，双腿屈膝，充分暴露全腹，全身放松，两手自然放在身体两侧，检查者立于病人右侧，从肺区沿右锁骨中线、右腋中线和右肩胛线向下叩向腹部，当由清音转为浊音时，即肝上界；从腹部鼓音区沿右锁骨中线或正中线向上叩，由鼓音变为浊音时，即肝下界。如图 3-3-1-3 所示。

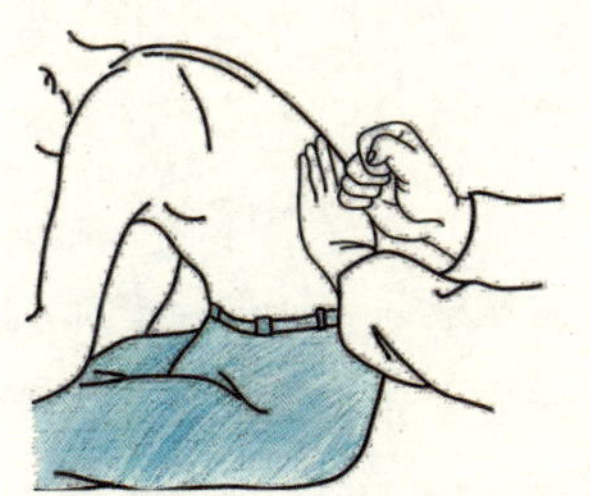

图 3-3-1-4　肾区叩诊

【检查方法】

（4）肾区叩诊：病人取端坐位，检查者立于病人右侧，左手掌平放在病人肋脊角（肾区），右手握拳用由轻到重的力量叩击左手背。依次叩击左、右侧肋脊角（肾区）。如图 3-3-1-4 所示。

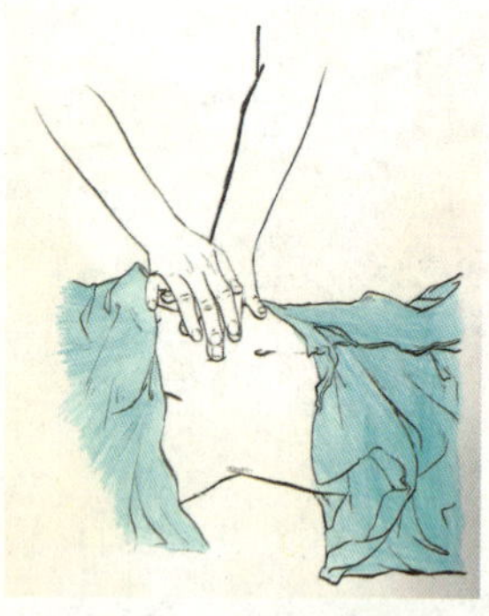

图 3-3-1-5　膀胱区叩诊

【检查方法】

（5）膀胱区叩诊：病人取仰卧位，双腿屈膝，暴露下腹部，检查者立于病人右侧，于耻骨联合上方，从上往下连续叩击。如图 3-3-1-5 所示。

【检查结果】

正常：①除肝脏、脾脏、增大的膀胱和子宫所占据的部位及两侧腹部近腰肌处为浊音或实音外，其余部位均为鼓音。②无移动性浊音。③均匀体型者的肝上界位于右锁骨中线第 5 肋间，下界位于右季肋下缘。④肾区叩诊无疼痛。⑤膀胱空虚时，叩诊呈鼓音，叩不出膀胱轮廓。

异常：①鼓音范围增大提示为气腹，范围缩小见于肝、脾或其他实质性脏器极度肿大。②叩诊呈浊音或实音见于腹腔积液或肿瘤。③肝浊音界上移见于右肺纤维化、右下肺不张、右肺切除术后、腹部巨大肿物及大量腹腔积液等。④肝浊音界扩大见于肝癌、肝脓肿及多囊肝等。⑤肝浊音界缩小见于急性肝硬化、急性或亚急性重型肝炎和胃肠胀气等。⑥肝浊音界消失代之以鼓音，见于急性胃肠穿孔。⑦肋脊角叩击痛阳性常见于肾小球肾炎、肾盂肾炎、肾结石、肾结核及肾周围炎等肾脏病变。

⑧膀胱区叩诊呈圆形浊音提示尿潴留，排尿后或导尿后如呈鼓音，提示尿潴留后导致膀胱增大。

注意事项

1. 注意保持环境安静，温度适宜，光线充足。
2. 保护病人隐私，做好保暖。
3. 检查前，检查者需先将双手搓擦暖和。
4. 请用 CICARE 六步沟通法进行沟通。

第四节　腹部触诊

1. 检查对象：怀疑腹部脏器或腹膜壁层有炎症累及症状，以及怀疑有尿潴留、膀胱肿瘤的病人。

2. 检查目的：了解腹部脏器或腹膜壁层有无炎症累及症状，有无尿潴留、膀胱肿瘤等情况。

3. 用物准备：免洗手消毒液。

4. 检查方法：检查者立于病人右侧，依次对腹部各区进行触诊。

体查前沟通

小明，你好，我是你的责任护士小张，我现在准备给你做腹部检查，如果在检查过程中有不适，请告诉我，谢谢！

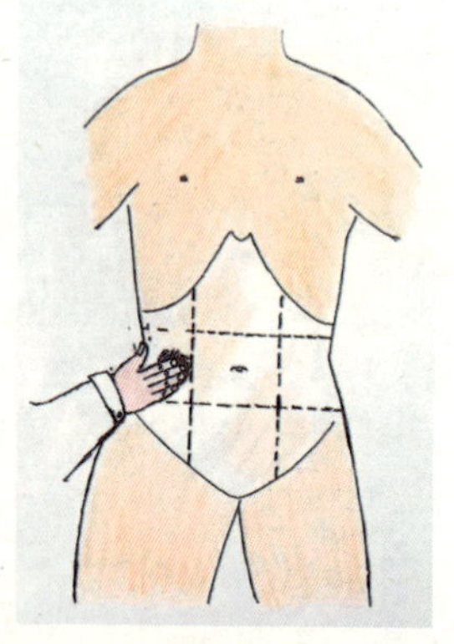

图 3-4-1-1　腹部压痛检查

【检查方法】

（1）腹部压痛检查：病人取仰卧位，双腿屈膝，检查者立于病人右侧，将右手四指并拢，掌指关节伸直，平行放在腹部，自左下腹逆时针至右下腹，再至脐部，依次触诊腹部各区，边触诊边观察病人的反应。如图 3-4-1-1 所示。

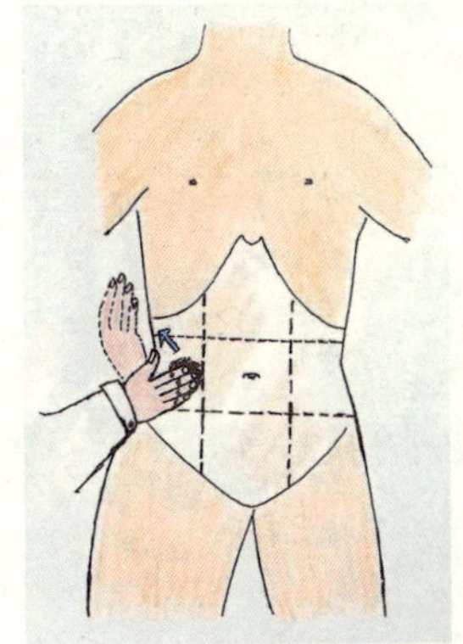

图 3-4-1-2 腹部反跳痛检查

【检查方法】

(2)腹部反跳痛检查：病人取仰卧位，双腿屈膝，检查者立于病人右侧，用并拢的2根或3根手指(示指、中指、无名指)触诊腹部，出现压痛后，压于原处稍停片刻，待压痛感趋于稳定，然后迅速将手抬起，边触诊边观察病人的反应。如图3-4-1-2所示。

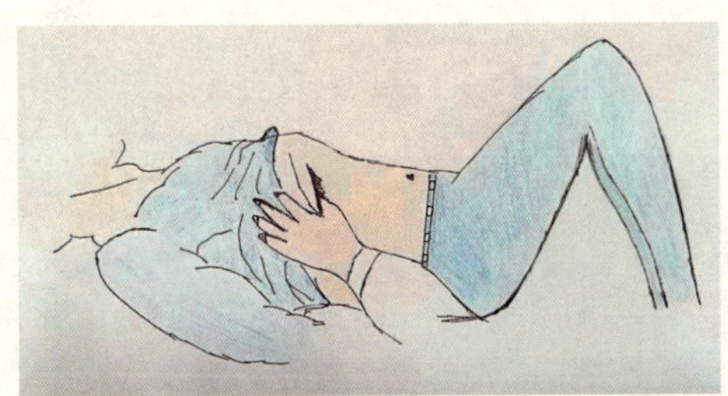

图 3-4-1-3 墨菲征触诊

【检查方法】

(3)墨菲征触诊：病人取仰卧位，检查者立于病人右侧，双腿屈膝，检查者将左手掌平放于病人右肋缘，以拇指指腹勾压于右肋缘与腹直肌外缘交界处，然后嘱病人缓慢深吸气，在吸气过程中用力按压拇指，边触诊边观察病人的呼吸。如图3-4-1-3所示。

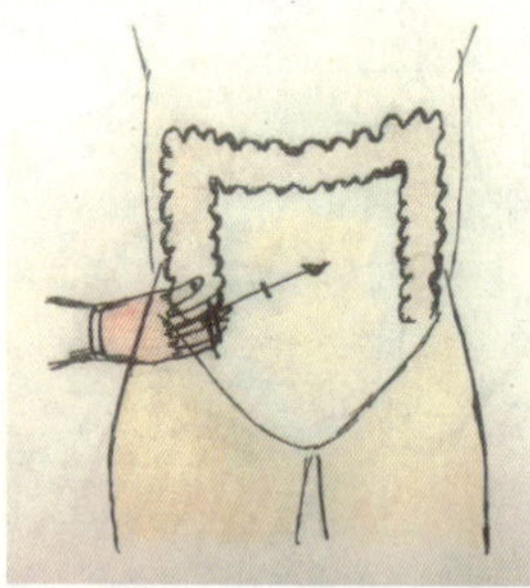

图 3-4-1-4　麦氏点触诊

【检查方法】

（4）麦氏点触诊：检查者立于病人右侧，病人取仰卧位，双腿屈膝，检查者将右手四指并拢，掌指关节伸直，平行地按压在脐与右髂前上棘连线中外 1/3 交界处的麦氏点。如图 3-4-1-4 所示。

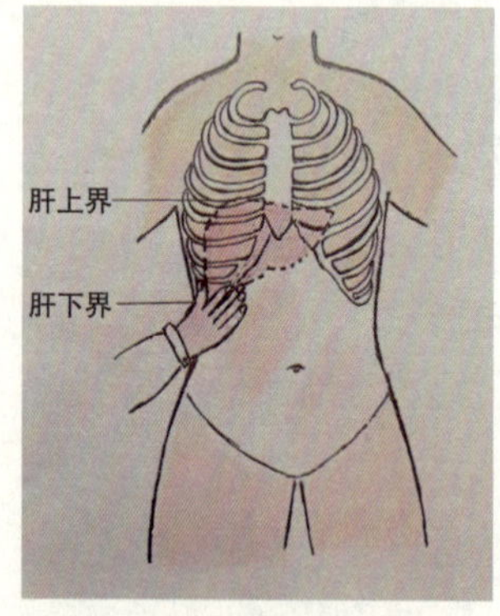

图 3-4-1-5　肝脏单手触诊

【检查方法】

（5）肝脏单手触诊：病人取仰卧位，双腿屈膝，嘱病人做深而均匀的腹式呼吸，检查者立于病人右侧，将右手四指并拢，掌指关节伸直，放在右上腹部（右锁骨中线），当病人呼气时，手指压向腹壁深部，吸气时，手指缓慢抬起，指端朝肋缘向上迎触下移的肝缘，如此反复进行，手指逐渐向肋缘移动，直到触及肝缘或肋缘为止。以同样方法于前正中线上触诊肝缘，并测量其与肋缘或剑突根部的距离，以确定肝上下界。如图 3-4-1-5 所示。

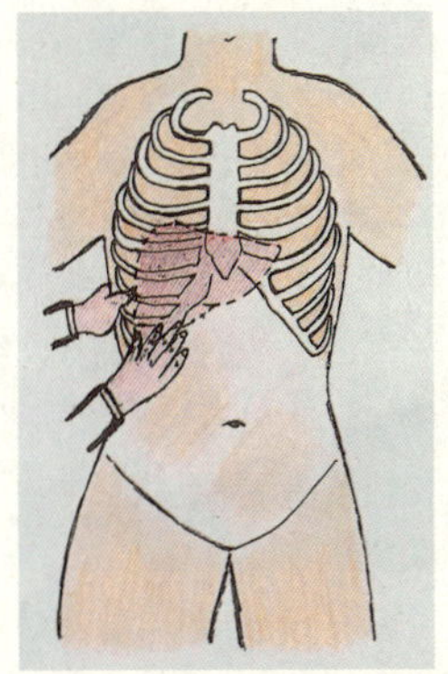

图 3-4-1-6 肝脏双手触诊

【检查方法】

（6）肝脏双手触诊：病人取仰卧位，双腿屈膝，嘱病人做深而均匀的腹式呼吸，检查者立于病人右侧，右手放置位置同肝脏单手触诊法，将左手放在病人右背部第 12 肋骨与髂嵴之间，左手向上推，从而确定肝上下界。如图 3-4-1-6 所示。

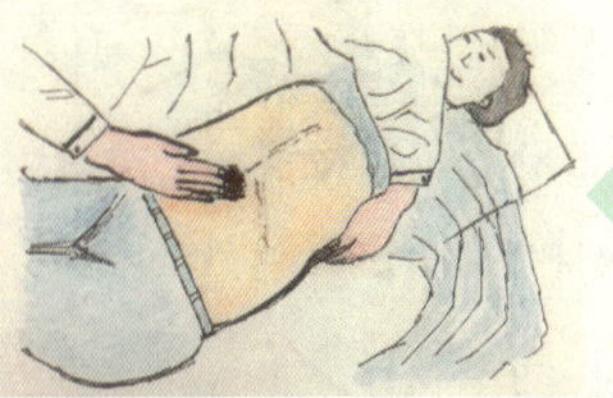

图 3-4-1-7 脾脏触诊

【检查方法】

（7）脾脏触诊：病人取仰卧位，双腿屈膝，检查者立于病人右侧，左手绕过病人腹前方，手掌置于其左胸下部第 9~11 肋处，将其脾脏从后向前托起，右手掌平放于脐部，与左肋弓大致呈垂直方向，自脐平面开始，当病人呼气时，手指压向腹壁深部，吸气时，手指缓慢抬起，朝肋缘向上迎触脾尖，直至触到脾缘或左肋缘为止。如图 3-4-1-7 所示。

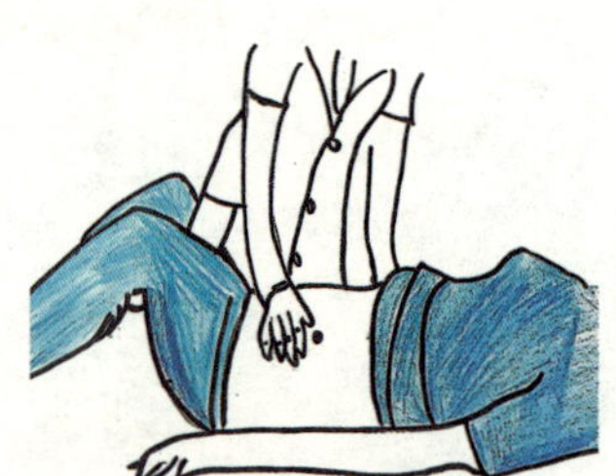
图 3-4-1-8　膀胱触诊

【检查方法】

（8）膀胱触诊：病人取仰卧位，放松，双腿屈膝，暴露下腹部，检查者立于病人右侧，以右手指腹自脐开始向耻骨方向触摸。如图 3-4-1-8 所示。

【检查结果】

正常：①腹部触诊时不易触及胆囊、阑尾、肝脏、脾脏、膀胱。②触摸时无疼痛，深压时仅有压迫感。

异常：①右上腹压痛多见于肝胆疾病。②左上腹压痛多见于胃部疾病。③右下腹压痛多见于盲肠、阑尾、女性右侧卵巢以及男性右侧精索病变等。④病人吸气时因剧烈疼痛而致吸气终止，常见于急性胆囊炎。⑤胆囊肿大、呈囊性感、无压痛者，见于壶腹周围癌；有实性感者，见于胆囊结石或胆囊癌。⑥麦氏点明显压痛及反跳痛，提示急性阑尾炎。⑦麦氏点压痛较轻但有明显反跳痛，为肥胖病人或者盲肠后位阑尾炎的病人。⑧在右肋缘下，超过剑突根部至脐距离中上 1/3 交界处触及肝脏，肝质地柔软，表面光滑，且无压痛，肝上下径正常，则为肝脏下移；肝上下径增大，则提示肝肿大。⑨深吸气时，脾缘不超过肋下 2cm，为轻度肿大；超过 2cm 至脐水平线以上，为中度肿大；超过脐水平或前正中线，则为高度肿大。⑩膀胱胀大多见于尿潴留。

注意事项

1. 注意保持环境安静，温度适宜，光线充足。
2. 注意保暖，保护病人隐私。
3. 检查前，检查者需先将双手搓擦暖和。
4. 检查前，病人需排空膀胱。
5. 护士动作轻柔，触诊时应避免用指尖猛戳腹壁。
6. 检查完一个区域后，手应提起并离开腹壁，再检查下一区域，不能停留在腹壁上进行移动。
7. 请用 CICARE 六步沟通法进行沟通。

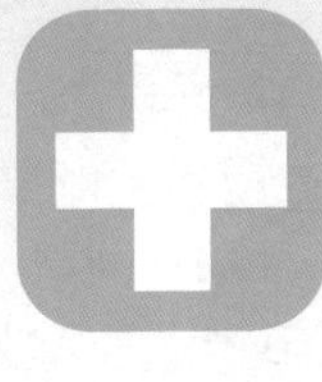

第四章 CHAPTER 4

脊柱、四肢与关节体格检查

第一节　脊柱检查

一、视诊

1. 检查对象：体检者，怀疑患有强直性脊柱炎、脊柱侧弯或脊柱退行性变的病人。

2. 检查目的：判断脊柱弯曲度、活动度有无异常。

3. 用物准备：免洗手消毒液。

4. 检查方法：检查者从背面及侧面观察受检者的脊柱。

体查前沟通

小花，你好，我是你的责任护士小张，现在我来给你做体格检查，请你配合，不要紧张，谢谢！

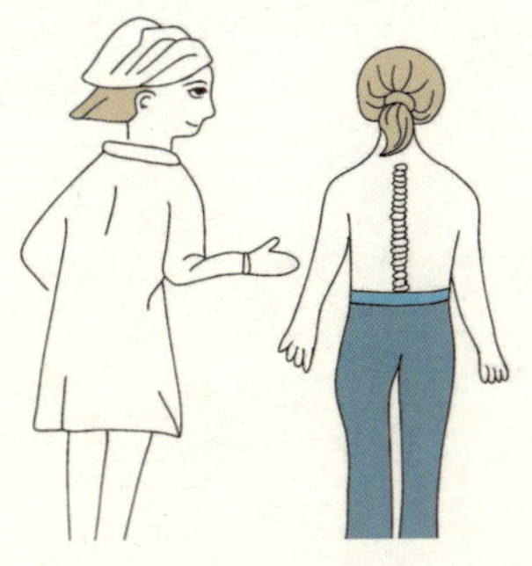

图 4-1-1-1　脊柱视诊

【检查方法】

受检者脱去上衣，上身需挺直，双足并拢，取站立位，双下肢直立，双手自然下垂。检查者从背面及侧面观察受检者脊柱。如图 4-1-1-1 所示。

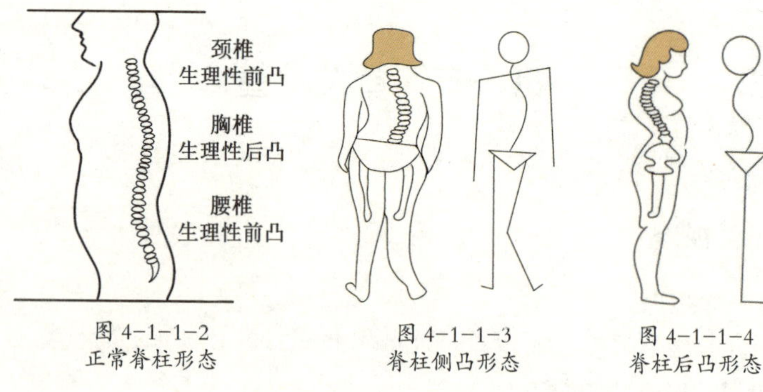

图 4-1-1-2
正常脊柱形态

图 4-1-1-3
脊柱侧凸形态

图 4-1-1-4
脊柱后凸形态

【检查结果】

正常：人直立时，脊柱从背面观察无侧弯；从侧面观察可见“S”形弯曲，无前凸或后凸畸形。如图 4-1-1-2 所示。

异常：①脊柱侧凸形态。正面看双肩不等高，后面看后背左右不平，脊柱偏离中线，肩胛骨一高一低，常见于青少年先天性脊柱侧凸。如图 4-1-1-3 所示。②脊柱后凸形态。多发生于脊柱的胸椎段，并出现前胸凹陷，头颈部前倾，前弯时双肩背部不对称，常见于脊柱结核、强直性脊柱炎、脊柱退行性变等。如图 4-1-1-4 所示。

注意事项

1. 注意保持环境安静，温度适宜，光线充足。
2. 注意保护受检者隐私，注意保暖。
3. 不适宜人群：孕妇。
4. 请用 CICARE 六步沟通法进行沟通。

二、触诊

1. 检查对象：怀疑有脊柱结核、椎间盘突出症、脊椎外伤或脊柱骨折的病人。

2. 检查目的：判断脊柱有无压痛情况。

3. 用物准备：免洗手消毒液。

4. 检查方法：检查者逐个按压脊椎棘突及椎旁肌肉，以第7颈椎棘突为骨性标志，计数病变椎体位置。

体查前沟通

小明，你好，我是你的责任护士小张，现在我来给你做体格检查，请你配合，不要紧张，谢谢！

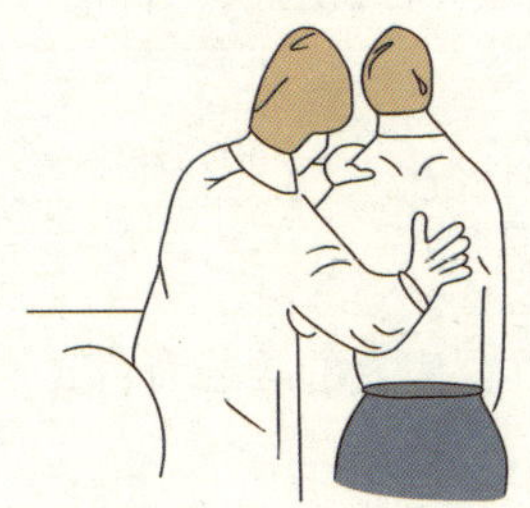

图 4-1-2-1　脊柱触诊

【检查方法】

病人取端坐位，身体向前倾。检查者以右手拇指自上而下逐个按压脊椎棘突及椎旁肌肉。若某一部位有压痛，则以第7颈椎棘突为骨性标志，计数病变椎体位置。如图 4-1-2-1 所示。

【检查结果】

正常：脊椎棘突及椎旁肌肉均无压痛。

异常：脊椎棘突有压痛，常见于胸腰椎结核、椎间盘突出及脊椎外伤或骨折。如椎旁肌肉有压痛，常见于腰背肌纤维炎或腰背肌劳损。

注意事项

1. 保持环境安静，温度适宜，光线充足。
2. 注意保护病人隐私，注意保暖。
3. 按压力度适中。
4. 不适宜人群：孕妇。
5. 请用 CICARE 六步沟通法进行沟通。

三、叩诊

1. 检查对象：怀疑有脊柱结核、椎间盘突出症、脊椎外伤或脊椎骨折的病人。

2. 检查目的：判断脊柱有无叩击痛情况。

3. 用物准备：免洗手消毒液。

4. 检查方法：检查者将左手掌面放在病人的腰或背部，右手半握拳以小鱼际肌部叩击左手掌背面。

体查前沟通

小明，你好，我是你的责任护士小张，现在我来给你做体格检查，请你配合，不要紧张，谢谢！

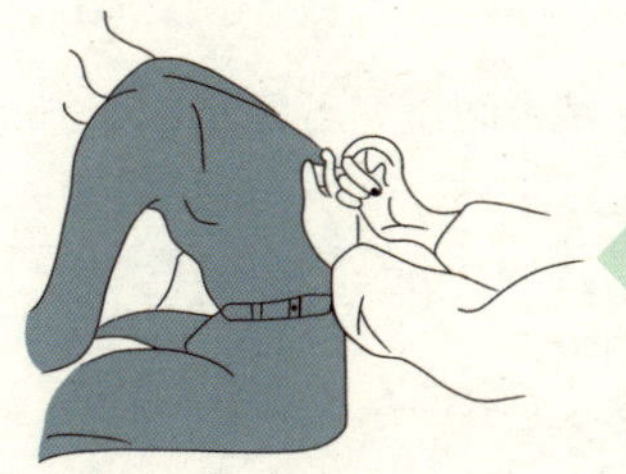
图 4-1-3-1 脊柱叩诊

【检查方法】

病人取端坐位，检查者将左手掌面放在病人的腰或背部，右手半握拳以小鱼际肌部叩击左手掌背面。如图 4-1-3-1 所示。

【检查结果】

正常：脊椎棘突及椎旁肌肉均无叩击痛。

异常：脊椎某处疼痛，则表示该处有病变，常见于脊柱结核、脊椎骨折及椎间盘突出症等。

注意事项

1. 注意保持环境安静，温度适宜，光线充足。
2. 注意保护病人隐私，注意保暖。
3. 颈椎损伤时不用此法。
4. 叩击力度适中，以检查者左手不感疼痛为宜。
5. 不适宜人群：孕妇。
6. 请用 CICARE 六步沟通法进行沟通。

四、特殊检查

（一）直腿抬高及加强试验

1. 检查对象：患有坐骨神经痛、腰椎间盘突出症等腰椎退行性病变的病人。

2. 检查目的：了解坐骨神经痛、腰椎间盘突出症等的轻重和神经根受压程度。

3. 用物准备：免洗手消毒液。

4. 检查方法：检查者保持病人膝关节取伸直位，抬高下肢。

体查前沟通

小明，你好！我是你的责任护士小张，现在我来给你做体格检查，请你配合，不要紧张，谢谢！

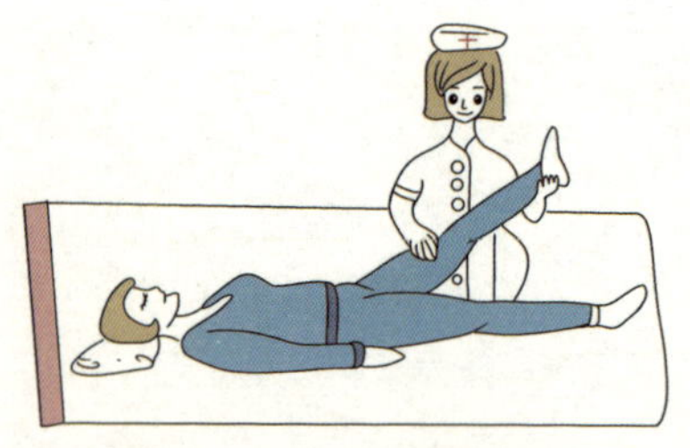

图 4-1-4-1　直腿抬高试验

【检查方法】

（1）直腿抬高试验：病人仰卧，双下肢自然伸直。检查者一手置于病人膝关节上，使下肢保持伸直，另一手置于踝部，将下肢抬起至一定高度，并同时询问病人是否有疼痛感。如图 4-1-4-1 所示。

【检查结果】

正常：下肢抬高 70° 及以上未出现放射痛，提示直腿抬高试验阴性。

异常：若下肢抬高不到 70°，即出现由上而下的放射性疼痛，提示直腿抬高试验阳性，常见于腰椎间盘突出症及腰椎滑脱症。

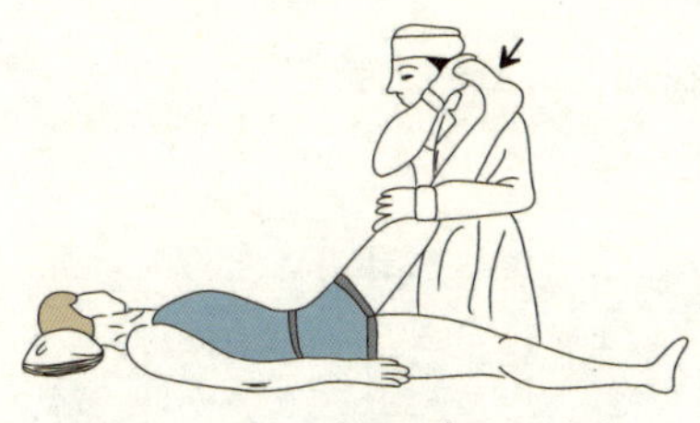

图 4-1-4-2　直腿抬高加强试验

【检查方法】

（2）直腿抬高加强试验：将病人下肢直腿抬高到开始产生疼痛的高度，然后放下约 10°，检查者用一手固定此下肢保持膝伸直，另一手背屈病人踝关节。如图 4-1-4-2 所示。

【检查结果】

正常：在直腿抬高试验基础上，再实施直腿抬高加强试验，未引起下肢放射痛，提示直腿抬高加强试验阴性。

异常：如引起下肢放射痛即提示直腿抬高加强试验阳性，常见于腰椎间盘突出症及腰椎滑脱症。

注意事项

1. 注意保持环境安静，温度适宜，光线充足。
2. 注意保护病人隐私，注意保暖。
3. 检查时动作轻柔，以免造成损伤。
4. 请用 CICARE 六步沟通法进行沟通。

（二）拾物试验

1. 检查对象：腰部有疼痛、弯腰受限的病人。
2. 检查目的：判断有无脊椎结核、强直性脊柱炎、腰椎间盘突出症、腰肌外伤及炎症等。

3. 用物准备：免洗手消毒液。

4. 检查方法：将一物品放在地上，嘱病人拾起。

体查前沟通

小明，你好，我是你的责任护士小张，现在我来给你做体格检查，请你配合，不要紧张，谢谢！

【检查方法】

将一小件物品放在地上，嘱病人拾起。观察病人的拾物动作。

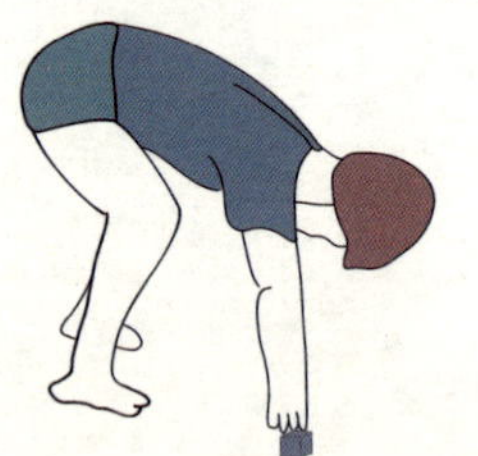

图 4-1-4-3　拾物试验阴性

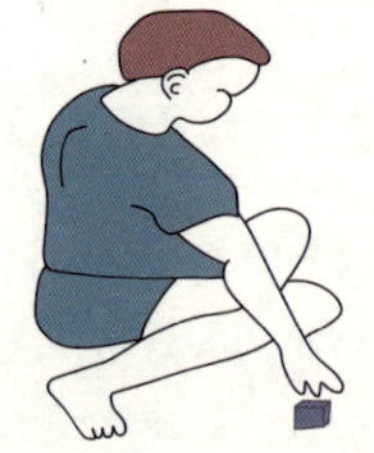

图 4-1-4-4　拾物试验阳性

【检查结果】

正常：病人从地上拾物时，腰部自然弯曲，俯身将物品拾起，提示拾物试验阴性。如图 4-1-4-3 所示。

异常：病人先以一手扶膝蹲下，腰部挺直地用手接近物品，后屈膝屈髋而不弯腰地将物品拾起，提示拾物试验阳性，常见于脊椎结核、强直性脊柱炎、腰椎间盘突出症、腰肌外伤及炎症等。如图 4-1-4-4 所示。

注意事项

1. 注意保持环境安静，温度适宜，光线充足。
2. 嘱病人放松，保持动作缓慢轻柔，以免造成损伤。
3. 请用 CICARE 六步沟通法进行沟通。

（三）肛周反射检查

1. 检查对象：怀疑双侧锥体束或马尾神经有损伤的病人。

2. 检查目的：判断病人双侧锥体束或马尾神经是否受损。

3. 用物准备：查房车、棉签、手套、免洗手消毒液。

4. 检查方法：病人侧卧，检查者用棉签轻划病人肛门周围皮肤，了解肛周反射情况。

体查前沟通

小明，你好，我是你的责任护士小张，准备给你做肛周反射检查，检查前先清洁肛门，请你配合，不要紧张，谢谢！

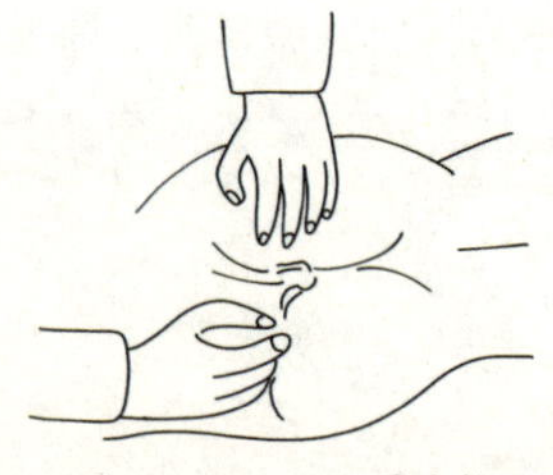
图 4-1-4-5　肛周反射

【检查方法】

嘱病人侧卧，暴露臀部，全身放松，检查者戴手套一手暴露肛门，一手持棉签轻划肛门周围皮肤。如图 4-1-4-5 所示。

【检查结果】

正常：棉签轻划肛门周围皮肤时，肛门外括约肌会收缩。

异常：若肛门外括约肌反应迟缓或不发生反应，提示肛门反射减弱或消失，常见于双侧锥体束或马尾神经受损。

注意事项

1. 注意保持环境安静，温度适宜，光线充足。
2. 注意保护病人隐私，注意保暖。
3. 检查前做好肛门的清洁。
4. 不适宜人群：肛门或会阴有损伤的病人。
5. 请用 CICARE 六步沟通法进行沟通。

第二节　四肢与关节检查

一、视诊

1. 检查对象：骨折或关节脱位的病人。
2. 检查目的：了解肢体形态有无异常。
3. 用物准备：免洗手消毒液。
4. 检查方法：检查者查看病人四肢、关节有无畸形。

体查前沟通

小林，你好，我是你的责任护士小张，现在我来给你做体格检查，请你配合，不要紧张，谢谢！

【检查方法】

（1）肩关节视诊：嘱病人脱去上衣，取坐位，两臂自然下垂或用健手托住患手。检查者分别从前、侧、后三面观察病人肩关节外形有无倾斜，双肩是否对称。

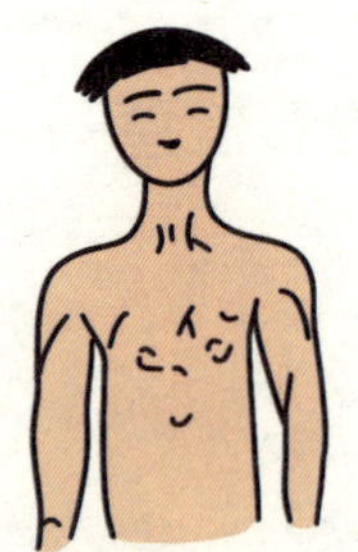
图 4-2-1-1 正常肩关节外形

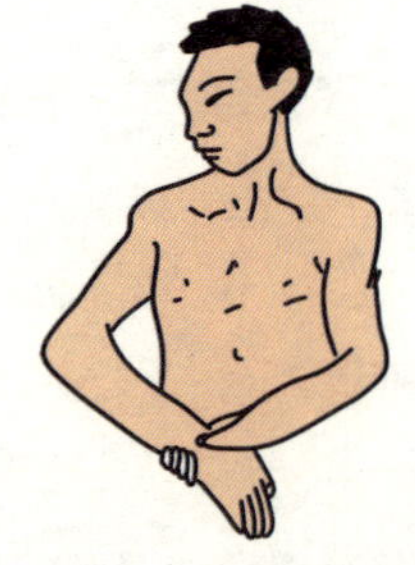
图 4-2-1-2 肩关节脱位

【检查结果】

正常：肩峰部呈半圆而丰满，两侧对称。如图 4-2-1-1 所示。

异常：患侧肩关节三角肌饱满的外形消失，变为平坦，呈“方肩”畸形，常见于肩关节脱位。如图 4-2-1-2 所示。

【检查方法】

（2）腕部视诊：病人将手自然平放在诊桌上，检查者从侧面和正面看腕部外形有无肿胀和畸形。

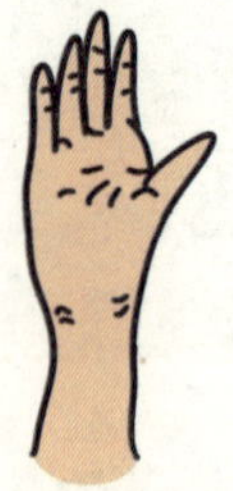
图 4-2-1-3
正常腕部

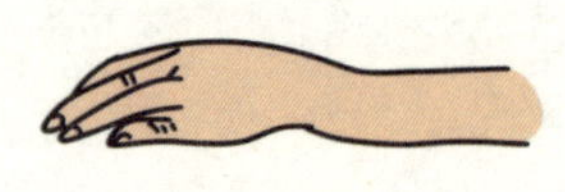
图 4-2-1-4
“银叉”畸形

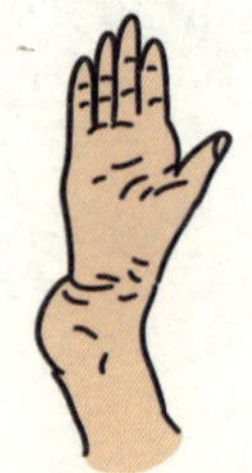
图 4-2-1-5
“枪刺样”畸形

【检查结果】

正常：从侧面和正面查看腕部外形，均无肿胀和畸形，如图 4-2-1-3 所示。

异常：①“银叉”畸形，即桡骨远折端向背侧移位，从侧面看腕关节呈“银叉”畸形，常见于桡骨远端伸直型骨折，如图 4-2-1-4 所示。②“枪刺样”畸形，即桡骨远折端向桡侧移位，从正面看呈“枪刺样”畸形，常见于桡骨远端屈曲型骨折。如图 4-2-1-5 所示。

【检查方法】

（3）髋部视诊：①病人平躺在病床上，充分暴露髋部和下肢，双腿处于伸直状态，髂前上棘连线与躯干正中线保持垂直。查看髋部有无肿胀、髋关节有无活动受限，患侧下肢有无外翻或内翻畸形。②嘱病人站立行走，查看病人有无跛行、鸭步等异常步态。

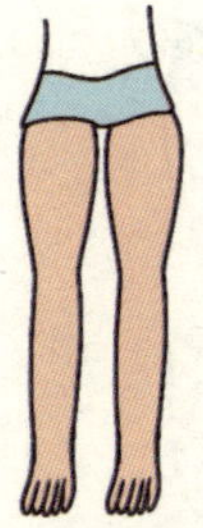

图 4-2-1-6
正常髋部

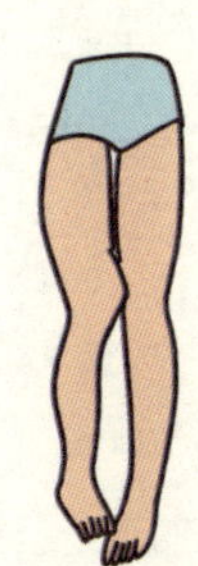

图 4-2-1-7
髋关节后脱位

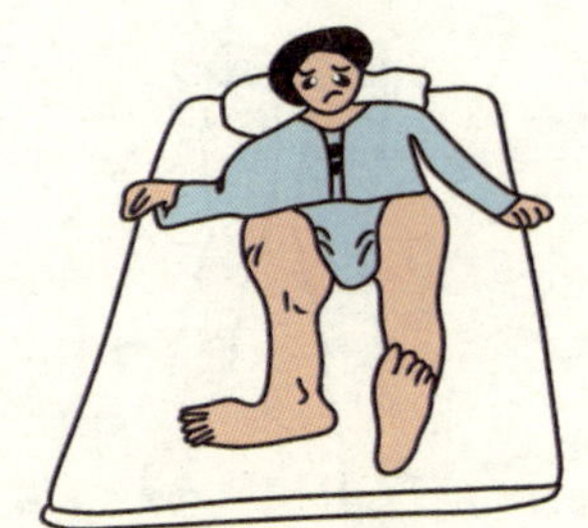

图 4-2-1-8
髋关节前脱位或股骨颈、粗隆间骨折

【检查结果】

正常：两侧髋部无隆起及红肿，双下肢长度基本一致。如图 4-2-1-6 所示。

异常：①髋关节后脱位，即大粗隆和臀部隆起，患肢呈屈曲、内收、内旋，短缩位弹性固定体位。如图 4-2-1-7 所示。②髋关节前脱位或股骨颈、粗隆间骨折，即大粗隆和臀部隆起，患肢呈外展、外旋、屈髋、屈膝位弹性固定。如图 4-2-1-8 所示。

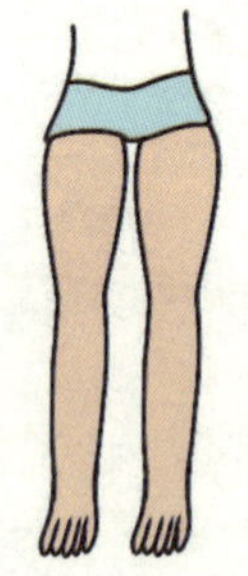

图 4-2-1-9　正常膝部

【检查方法】

（4）膝部视诊：病人平卧或取站立位，暴露双腿，双腿处于并拢状态。检查者查看双下肢外观和膝关节伸屈情况。

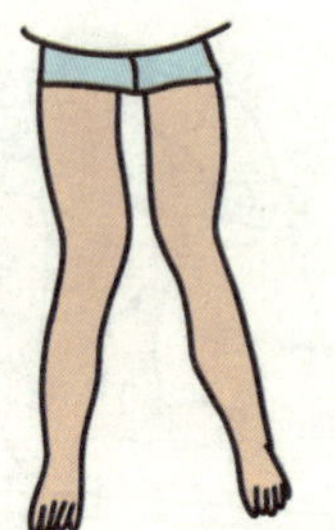

图 4-2-1-10　膝外翻畸形

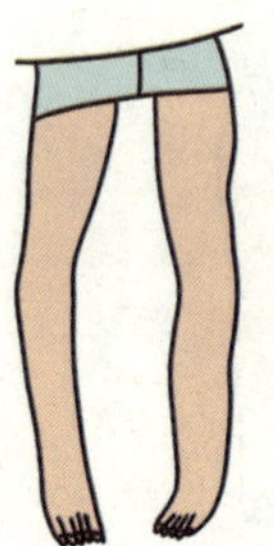

图 4-2-1-11　膝内翻畸形

【检查结果】

正常：膝伸直为180°或过伸15°，屈曲时小腿可接触到大腿，双腿并拢，双侧股骨内髁和胫骨内髁应能靠拢，或者二者间距不超过5cm。如图4-2-1-9所示。

异常：①患膝外侧形成向外的凹面，两内髁距离明显缩小（膝关节呈内收状态）。如图4-2-1-10所示。② 患膝内侧形成向内的凹面，两股骨内侧髁距离明显增大，呈内翻畸形。如图4-2-1-11所示。以上两种情况常见于儿童或青少年佝偻病、关节内（股骨髁或胫骨平台）骨折连接不正、膝关节炎。

【检查方法】

（5）足视诊：病人取平卧位或坐位或站立位，暴露踝关节与足部。检查者查看足部外形（有无内、外翻畸形），嘱病人行踝关节主动伸屈活动。

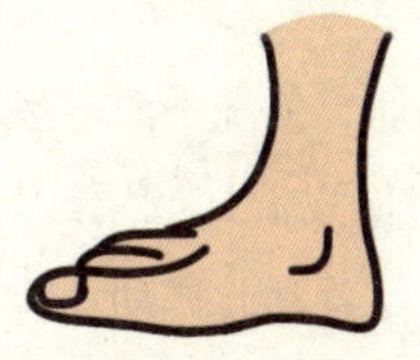

图4-2-1-12　正常足部

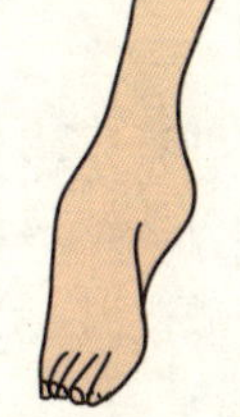

图4-2-1-13　足部下垂内翻

【检查结果】

正常：足部表现为能主动背屈和外翻。如图4-2-1-12所示。

异常：足部下垂内翻，不能主动背屈和外翻，行走时足跟悬起不能着地，常见于腓总神经损伤、截瘫。如图 4-2-1-13 所示。

注意事项

1. 注意保持环境安静，温度适宜，光线充足。
2. 视诊时要充分暴露受检部位，注意保护病人隐私。
3. 检查时不能强行对患肢进行被动活动。
4. 请用 CICARE 六步沟通法进行沟通。

二、触诊

1. 检查对象：骨折、关节脱位、脊髓损伤、化脓性关节炎或深静脉血栓形成的病人。

2. 检查目的：了解患处周围、患肢末端皮肤温度及末端血液循环情况。

3. 用物准备：查房车、红外线体温计、免洗手消毒液。

4. 检查方法：检查者用手背感触患肢皮温，或用红外线体温计测量患肢皮温，以及触诊桡动脉、足背动脉搏动。

体查前沟通

小林，你好，我是你的责任护士小张，我现在给你做体格检查，请你配合，不要紧张，谢谢！

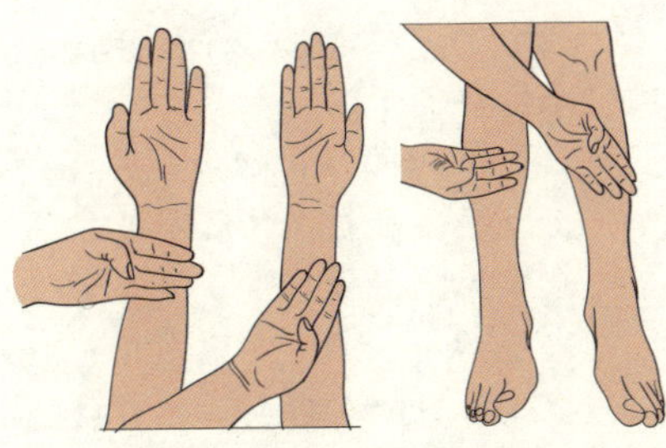

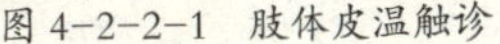

图 4-2-2-1　肢体皮温触诊

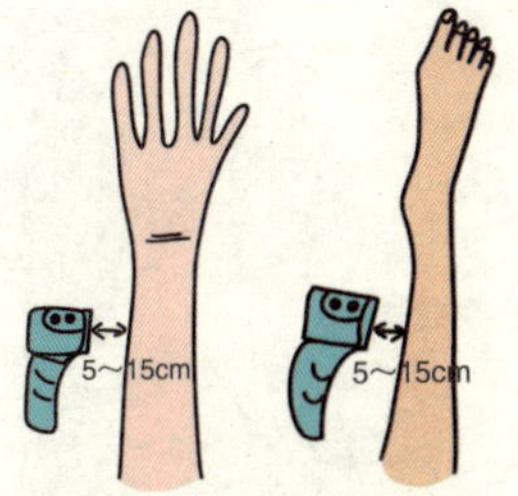

图 4-2-2-2　肢体皮温测量

【检查方法】

（1）肢体皮温触诊：病人平躺在病床上，肢体放松。检查者将两手背分别放在病人患侧和健侧肢体的皮肤上，同时对比其皮温。如图 4-2-2-1 所示。

（2）肢体皮温测量：检查者持红外线体温计，选择“表面温度”模式，分别垂直对准病人患侧和健侧肢体的皮肤，距离皮肤 5~15cm，按下测量开关，待温度计显示温度计数后读取数值，测量 3 次后取平均值进行对比。如图 4-2-2-2 所示。

【检查结果】

正常：双侧肢体皮温基本一致。

异常：患侧皮温高于健侧皮温，如果红外线体温计测得两侧温度差＞0.2℃，考虑皮温存在异常，提示血液循环异常，常见于深静脉血栓形成或炎症反应。

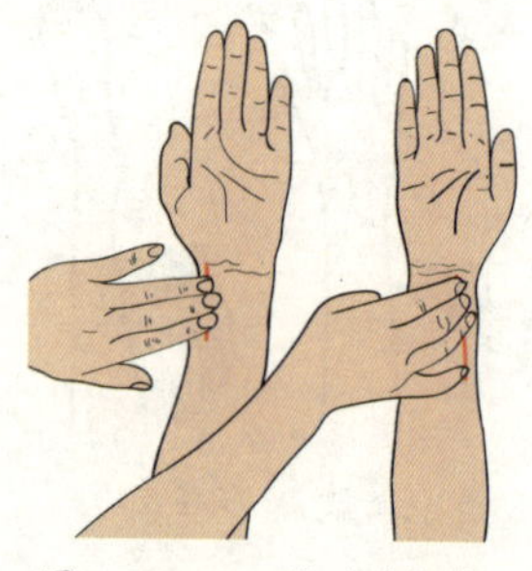

图 4-2-2-3　桡动脉触诊

【检查方法】

（3）桡动脉触诊：病人将双手手臂自然伸直平放在身体两侧舒适位置。检查者双手示指、中指和无名指并拢，分别放在病人两侧桡动脉处，同时感知动脉搏动强度和频率，测量时间为1分钟。如图 4-2-2-3 所示。

【检查结果】

正常：双上肢桡动脉搏动强度或频率基本一致。

异常：患侧桡动脉搏动减弱或消失，提示血液循环异常，常见于深静脉血栓形成或骨－筋膜室综合征。

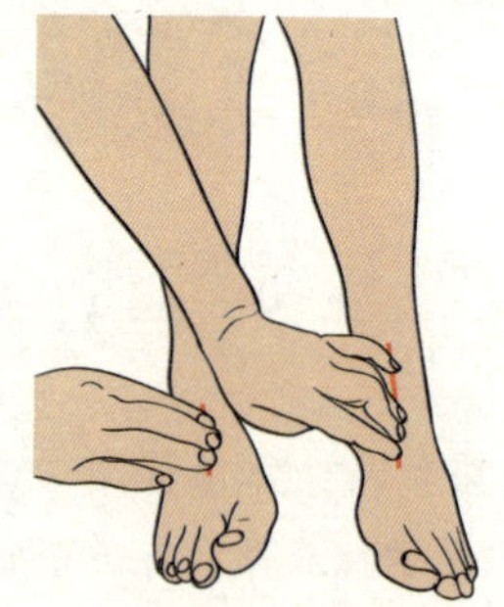

图 4-2-2-4　足背动脉触诊

【检查方法】

（4）足背动脉触诊：病人平躺在病床上，双下肢放松。检查者双手示指、中指和无名指并拢，分别放在病人两侧足背动脉处，同时感知动脉搏动强度和频率，测量时间为1分钟。如图 4-2-2-4 所示。

【检查结果】

正常：双下肢足背动脉搏动强度或频率基本一致。

异常：患侧足背动脉搏动减弱或消失，提示血液循环异常，常见于深静脉血栓形成或骨－筋膜室综合征。

注意事项

1. 注意保持环境安静，温度适宜，光线充足。
2. 用红外线体温计测量肢体皮温时，室温控制在 16~35℃，相对湿度为 85%。
3. 检查时周围环境要稳定，不能在风扇、空调出风口等气流较大处测量肢体皮温。
4. 肢体进行了热敷、烤灯等热疗治疗，则应在停止 30 分钟后才可进行皮温触诊或测量。
5. 要排除全膝关节置换术后病人活动时膝部皮肤温度增高的情况。
6. 请用 CICARE 六步沟通法进行沟通。

三、肢体周径测量

1. 检查对象：肢体肿胀或肌肉萎缩的病人。

2. 检查目的：了解患肢肿胀或萎缩的程度。

3. 用物准备：查房车、软尺、免洗手消毒液。

4. 检查方法：病人取平卧或坐位，肢体自然伸直，检查者使用软尺在肢体固定位置测量肢体周径。

体查前沟通

小林，你好，我是你的责任护士小张，现在我来给你做体格检查，请你配合，不要紧张，谢谢！

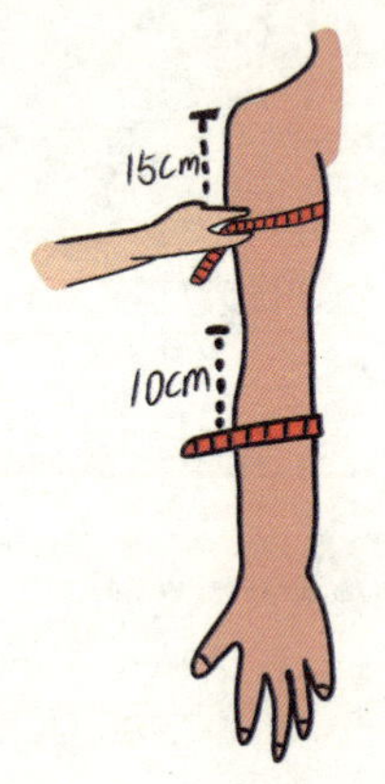

图 4-2-3-1　上肢周径量诊

【检查方法】

（1）上臂周径测量：检查者在病人肩峰往下 10 cm 或 15 cm 平面做记号（或选择肌肉萎缩或肿胀明显的平面），再以软尺的零点为起点绕上臂一圈，并记录下刻度。

（2）前臂周径测量：在尺骨鹰嘴往下 10 cm 平面做记号（或选择肌肉萎缩或肿胀明显的平面），再以软尺的零点为起点绕前臂一圈，并记录下刻度。如图 4-2-3-1 所示。

【检查结果】

正常：双上肢肢体的同一水平周径基本一致。

异常：①患侧肢体测量的平面周径大于健侧肢体的同一水平周径，常见于肌肉肿胀。②患侧肢体测量的平面周径小于健侧肢体的同一水平周径，常见于肌肉萎缩。

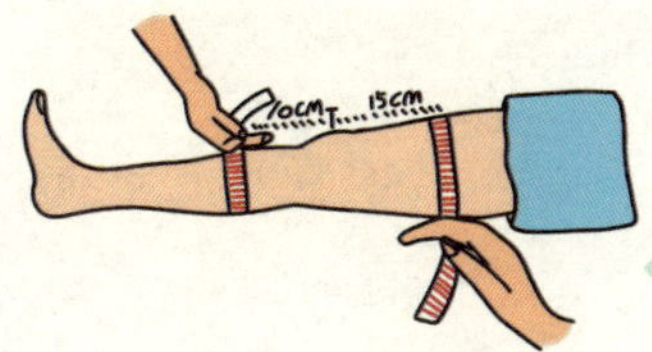

图 4-2-3-2　下肢周径测量

【检查方法】

（3）下肢周径测量：病人平躺在病床上，双下肢自然伸直。①大腿周径测量：在髌骨上缘往上 15cm 或 10cm 平面（或选择肌肉萎缩或肿胀明显的平面）做记号，再以软尺的零点为起点绕大腿一圈测量，并记录下刻度。

（4）小腿周径测量：在髌骨下缘往下 15cm 或 10cm 平面做记号（或选择肌肉萎缩或肿胀明显的平面），再以软尺的零点为起点绕小腿一圈，并记录下刻度。如图 4-2-3-2 所示。

【检查结果】

正常：双下肢测量的同一水平面周径基本一致。

异常：①患侧肢体测量的平面周径大于健侧肢体的同一水平面周径，常见于肌肉肿胀。②患侧肢体测量的平面周径小于健侧肢体的同一水平面周径，常见于肌肉萎缩。

注意事项

1. 注意保持环境安静，温度适宜，光线充足。
2. 第一次测量时需同时测量健肢和患肢，便于对比。
3. 固定测量位置，尽量选择肌肉萎缩或肿胀明显的平面。
4. 测量时的软尺不宜过紧或过松，刚好围绕肢体一周即可。
5. 请用 CICARE 六步沟通法进行沟通。

四、肢体长度测量

1. 检查对象：骨折重叠、关节脱位、先天性短肢畸形、发育性髋关节脱位的病人。

2. 检查目的：检测肢体的长度是否一致。

3. 用物准备：查房车、软尺、免洗手消毒液。

4. 检查方法：病人平卧，肢体自然伸直，平放在身体两侧相对称的位置。检查者用软尺测量病人肢体的长度。

体查前沟通

小林，你好，我是你的责任护士小张，现在我来给你做体格检查，请你配合，不要紧张，谢谢！

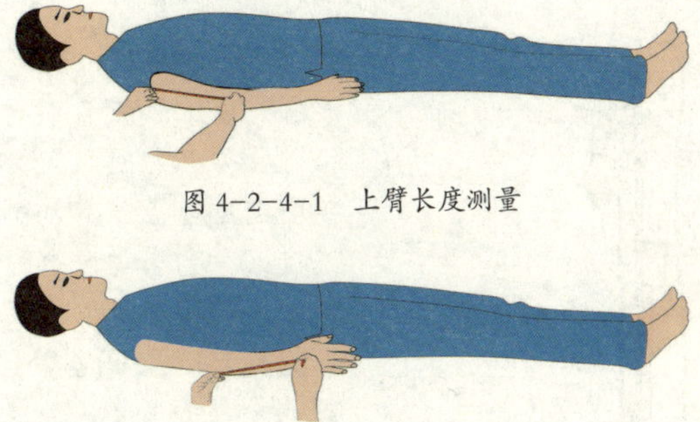

图 4-2-4-1 上臂长度测量

图 4-2-4-2 前臂长度测量

【检查方法】

（1）上臂长度测量：以软尺的零点为起点测量从肩峰至肱骨外上髁的长度，并记录下刻度。如图 4-2-4-1 所示。

（2）前臂长度测量：以软尺的零点为起点测量从肱骨外上髁至桡骨茎突的长度，并记录下刻度。如图 4-2-4-2 所示。

【检查结果】

正常：双上肢上臂及前臂的长度基本一致。

异常：①患侧上臂测量长度比健侧上臂同一水平短，常见于上臂骨折或肩关节脱位。②患侧前臂测量长度比健侧前臂同一水平短，常见于前臂骨折。

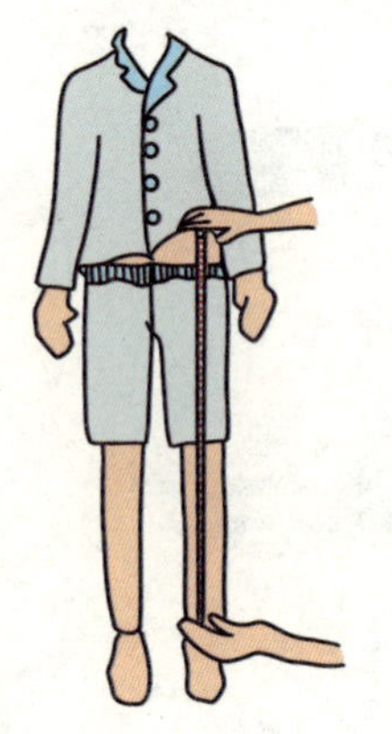
图 4-2-4-3　下肢长度测量

【检查方法】

（3）下肢长度测量：病人平卧，下肢自然伸直，将骨盆摆在平行位置，即连接两侧髂前上棘的水平线与连接剑突和耻骨联合的直线相垂直。检查者以软尺的零点为起点测量从髂前上棘经髌骨至内踝下缘或外踝下缘的长度，并记录下刻度。如图 4-2-4-3 所示。

【检查结果】

正常：测量的双下肢长度基本一致。

异常：测量的双下肢长度不一致，下肢缩短部位常见于髋关节内（骨颈骨折、髋脱位）或关节附近（大粗隆骨折）、下肢骨（股骨干骨折、胫腓骨骨折）。

注意事项

1. 注意保持环境安静，温度适宜，光线充足。
2. 测量时必须以骨突标识为基点。
3. 第一次测量时需同时测量健肢和患肢，便于对比。
4. 当一侧肢体因畸形或其他原因不能按上述要求摆正时，对侧肢体也应处于相同角度，这样测量才能获得真正的长度数据。
5. 请用 CICARE 六步沟通法进行沟通。

五、特殊检查

（一）杜加斯征（又称搭肩试验）

1. 检查对象：肩关节脱位的病人。

2. 检查目的：了解肱骨头是否在肩关节内或肩关节复位是否成功。

3. 用物准备：免洗手消毒液。

4. 检查方法：病人肘关节取屈曲位，将患侧手搭于对侧肩部。

体查前沟通

小林，你好，我是你的责任护士小张，现在我来给你做肩部检查，请你配合，不要紧张，谢谢！

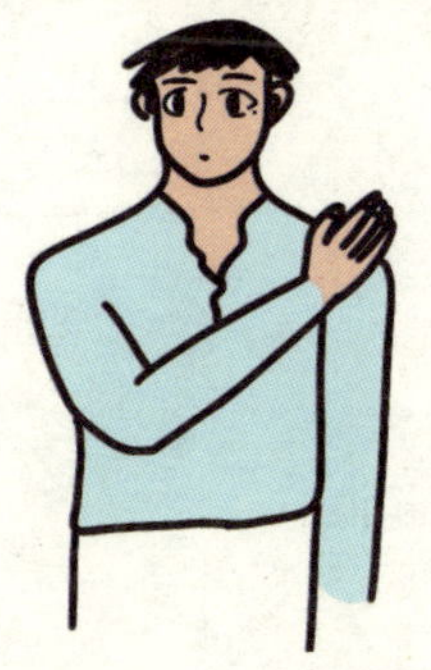

【检查方法】

病人取坐位或站立位，将患侧手向对侧肩上搭。如图 4-2-5-1。

图 4-2-5-1　肩关节检查

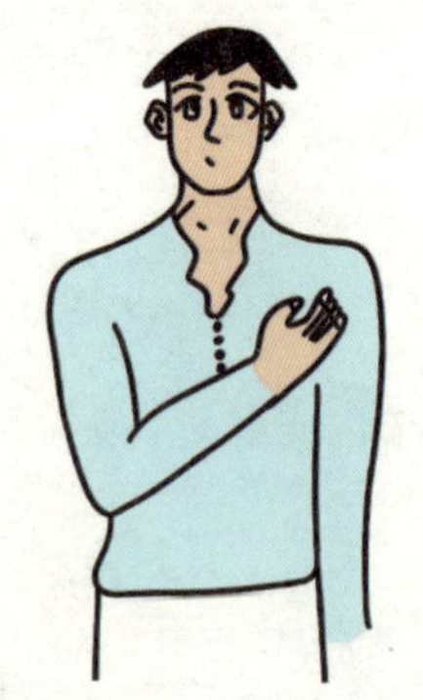
图 4-2-5-2　肩关节脱位

【检查结果】

正常：将手搭在对侧肩上，同时肘部能贴紧胸壁。

异常：将患侧手向对侧肩上搭时，肘关节不能与胸壁贴紧，或虽肘部贴紧胸壁，但手不能搭在对侧肩，常见于肩关节脱位。如图 4-2-5-2 所示。

注意事项

1. 注意保持环境安静，温度适宜，光线充足。
2. 健侧手不能协助患侧手完成搭肩动作。
3. 搭肩过程中病人出现明显疼痛时，应立即停止，不能强制进行。
4. 请用 CICARE 六步沟通法进行沟通。

（二）浮髌试验

1. 检查对象：有膝关节炎的病人。

2. 检查目的：了解膝关节是否有关节积液。

3. 用物准备：免洗手消毒液。

4. 检查方法：检查者用一手掌紧压髌上囊，用另一手的示指或中指向下按压髌骨。

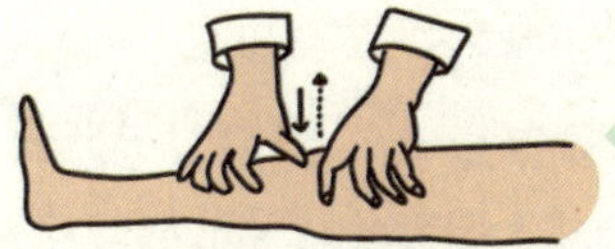

图 4-2-5-3 浮髌试验

【检查方法】

病人取平卧位，患膝自然伸直平放，放松股四头肌。检查者一手放置于髌骨近侧，用手掌压迫髌上囊，使关节内积液积聚于髌骨之上，同时另一手示指或中指急速下压髌骨后快速松开。如图 4-2-5-3 所示。

【检查结果】

正常：髌骨无撞击股骨前面的感觉，无浮沉现象。

异常：①如有髌骨撞击股骨前面的感觉，即阳性，常见于膝关节少量积液。②髌骨随着示指或中指的按动而出现浮沉现象，即阳性，常见于膝关节中等量积液。

注意事项

1. 注意保持环境安静，温度适宜，光线充足。
2. 检查时动作要轻柔。
3. 天气寒冷时，检查者注意双手搓热后再接触病人皮肤。
4. 检查时嘱病人下肢不要自主活动，以免影响检查。
5. 请用 CICARE 六步沟通法进行沟通。

（三）直腿伸踝试验

1. 检查对象：疑似有下肢深静脉血栓形成或骨－筋膜室综合征的病人。

2. 检查目的：检查静脉血管是否正常。

3. 用物准备：免洗手消毒液。

4. 检查方法：检查者手握病人足部，用力使膝关节呈背屈，牵拉腓肠肌。

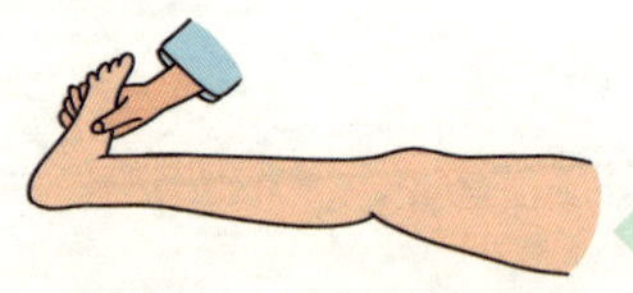

图 4-2-5-4 直腿伸踝试验

【检查方法】

病人取平卧位，膝关节伸直，用小软枕抬高足根部 5～10cm，使小腿略抬高。检查者手握病人足部，用力使膝关节呈背屈，牵拉腓肠肌。如图 4-2-5-4 所示。

【检查结果】

正常：小腿肌肉深部无疼痛，即直腿伸踝试验阴性。

异常：若小腿肌肉深部感到剧痛，即直腿伸踝试验阳性，常见于下肢深静脉血栓形成或小腿有骨－筋膜室综合征。

注意事项

1. 注意保持环境安静，温度适宜，光线充足。
2. 检查时力度适中。
3. 禁用于胫腓骨下端骨折和踝部骨折的病人。
4. 请用 CICARE 六步沟通法进行沟通。

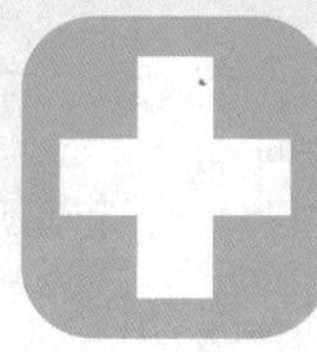

第五章 CHAPTER 5

妇产科体格检查

第一节　妇科体格检查

一、外阴检查

1. 检查对象：妇科病人。

2. 检查目的：查看外阴部有无异常情况。

3. 用物准备：查房车、一次性垫巾、一次性乳胶（橡胶）检查手套。

4. 检查方法：护士清洁双手，戴一次性乳胶（橡胶）检查手套，协助病人取截石位，通过视诊、触诊等步骤完成检查。

体查前沟通

小花，你好，我是你的责任护士小王，我现在准备给你做外阴检查，了解你外阴部的情况，希望你能配合我！请你脱去裤子，仰卧屈膝，张开双腿，全身放松，以免影响检查结果。如有不适，请随时告知。

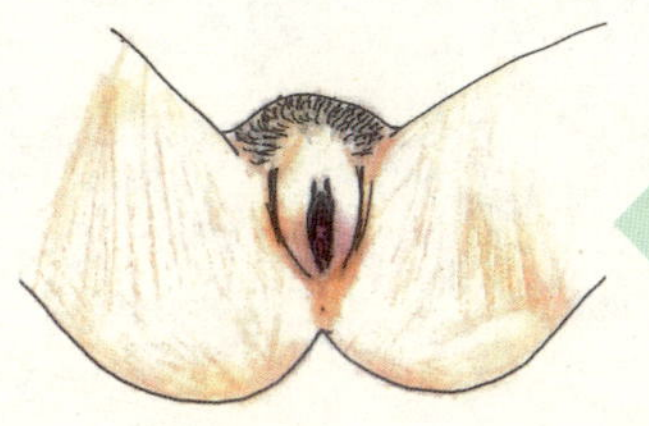

图 5-1-1-1　步骤一

【检查方法】

步骤一：查看外阴部的发育、阴毛分布情况。如图 5-1-1-1 所示。

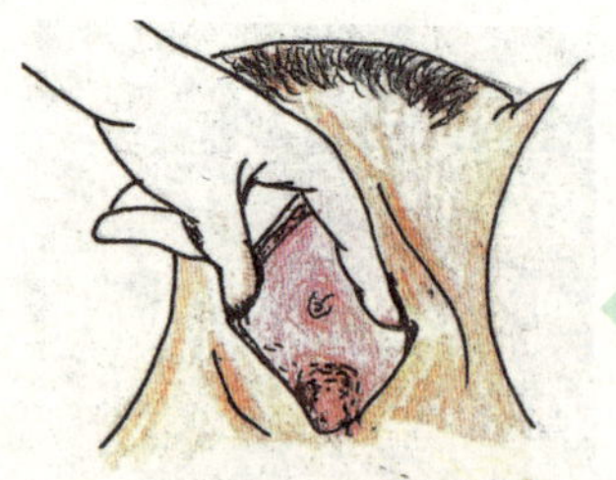
图 5-1-1-2　步骤二

【检查方法】

步骤二：用示指和中指分开小阴唇，查看阴道口和尿道口情况。如图 5-1-1-2 所示。

【检查结果】

正常外阴：阴毛呈尖端向下、三角形分布，会阴部位无溃疡、皮炎、赘生物及色素减退，尿道口周围黏膜呈淡粉色，无赘生物。

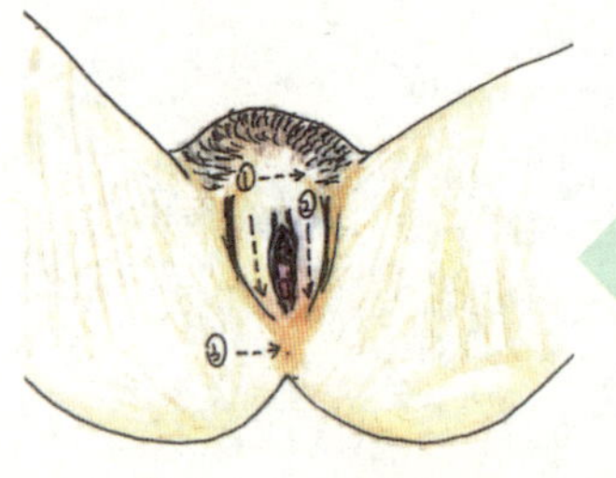
图 5-1-1-3　步骤三

【检查方法】

步骤三：用示指和中指指腹触诊外阴。从阴阜部位开始，按从上至下的顺序触摸，直至肛门。如图 5-1-1-3 所示。

【检查结果】

触摸正常外阴时，感觉光滑、柔软，无小的结节或肿块，无疼痛。

注意事项

1. 注意保持环境安静，温度适宜，光线充足。
2. 检查前需嘱咐病人保持会阴清洁，排空膀胱。
3. 护士检查时注意手卫生，防止交叉感染。
4. 注意保护病人隐私。
5. 嘱病人放松，检查动作轻柔。

二、妇科阴道检查

1. 检查对象：妇科病人。

2. 检查目的：查看阴道有无异常情况，确定有无宫颈炎症和赘生物。

3. 用物准备：一次性垫巾、一次性窥阴器、一次性乳胶（橡胶）检查手套、大棉签（必要时）、小棉签（必要时）。

4. 检查方法：护士清洁双手，戴一次性乳胶（橡胶）检查手套，协助病人取截石位，用一次性窥阴器打开阴道，查看病人阴道、后穹窿、子宫颈情况。

体查前沟通

小花，你好，我是你的责任护士小王，为了更好地了解你现在阴道内的情况，查看有无宫颈炎症和赘生物等，我现在需要给你做阴道检查，检查前请你先解大小便。检查时如有不适，请随时告知。

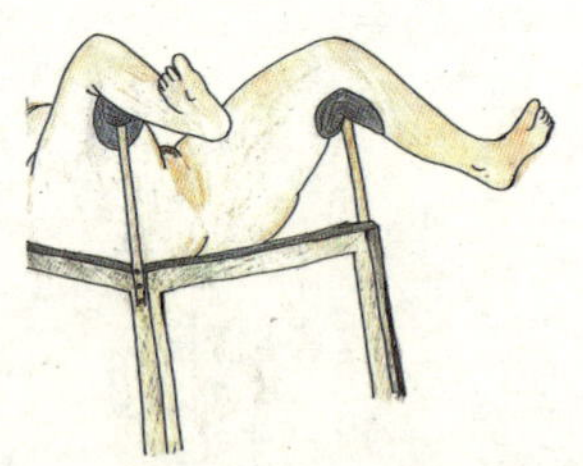
图 5-1-2-1　体位摆放——截石位

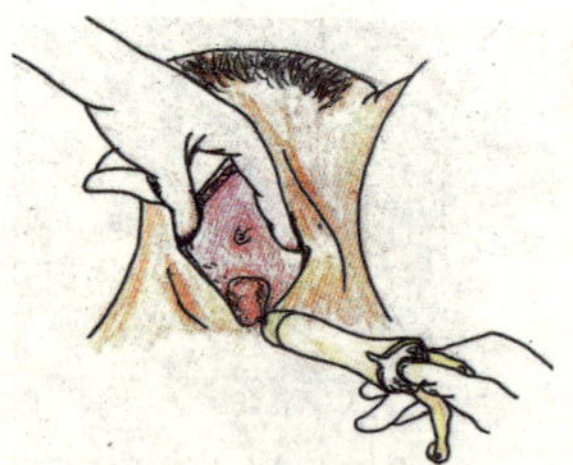
图 5-1-2-2　暴露阴道

【检查方法】

步骤一：协助病人取截石位，检查者一手的示指和中指分开小阴唇，暴露阴道。一手持窥阴器，将窥阴器两叶并拢，侧向沿阴道后侧壁缓慢放入阴道内，然后向上、向里推进。如图 5-1-2-1、图 5-1-2-2、图 5-1-2-3 所示。

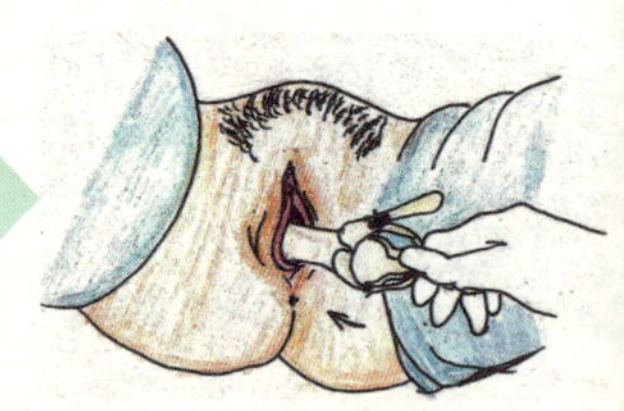
图 5-1-2-3　置入窥阴器

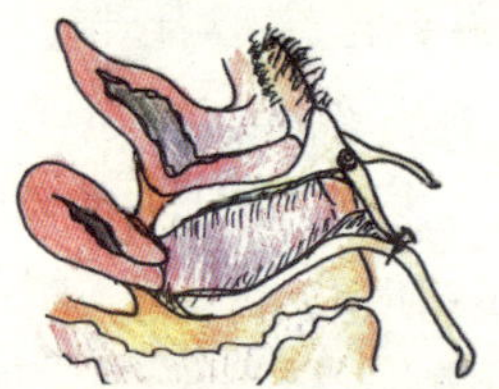
图 5-1-2-4　暴露阴道壁

【检查方法】

步骤二：将窥阴器转平并张开两叶，暴露宫颈与阴道壁。查看子宫壁、穹隆及子宫颈。如图 5-1-2-4、图 5-1-2-5 所示。

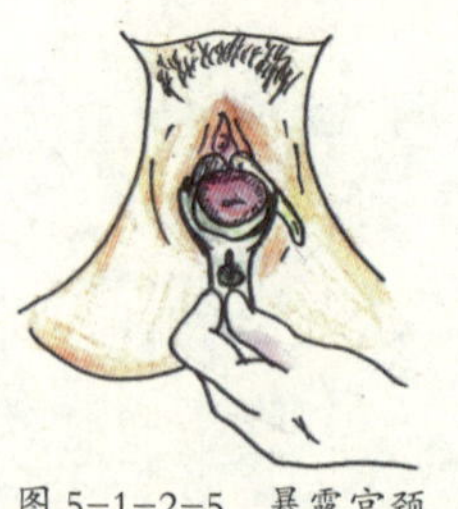
图 5-1-2-5　暴露宫颈

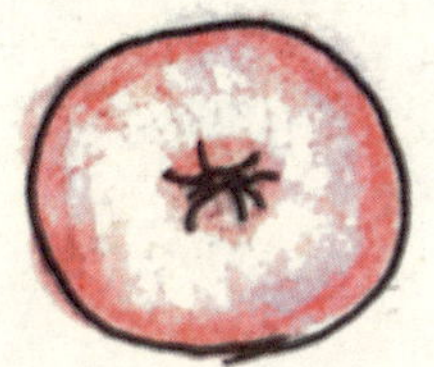

图 5-1-2-6　未产妇宫颈口

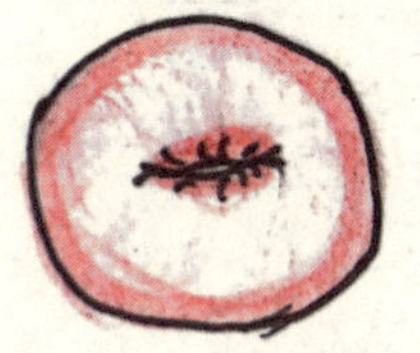

图 5-1-2-7　已产妇宫颈口

【检查结果】

正常：阴道分泌物呈蛋清样或白色糊状，无腥臭味，量少，但排卵期及妊娠期增多；阴道壁黏膜色泽淡粉，有皱襞，无溃疡、赘生物、囊肿、阴道隔及双阴道等先天畸形；宫颈周边隆起，质韧，呈肉红色，表面光滑，中间有孔。未产妇宫颈口呈圆形，如图 5-1-2-6 所示。已产妇宫颈口呈“一”字形，如图 5-1-2-7 所示。

注意事项

1. 注意保持环境安静，温度适宜，光线充足。
2. 检查前询问病人是否有性生活史，无性生活史女性禁止做阴道及宫颈检查。
3. 嘱咐病人保持会阴清洁，排空膀胱。
4. 护士检查时注意手卫生，防止交叉感染。
5. 注意保护病人隐私，保持严肃认真的工作态度。
6. 检查时要嘱病人放松，保持检查动作轻柔。
7. 请用 CICARE 六步沟通法进行沟通。

第二节 产科体格检查

一、产前体格检查

（一）子宫高度、耻上子宫长度、腹围测量

1. 检查对象：妊娠中、晚期孕妇。

2. 检查目的：动态观察胎儿发育情况，及时发现胎儿宫内发育迟缓、巨大儿或羊水过多等异常妊娠情况。

3. 用物准备：查房车、软尺、免洗手消毒液。

4. 检查方法：孕妇排空膀胱，取仰卧屈膝位，检查者通过子宫高度、腹围的测量初步判断胎儿的大小。

体查前沟通

小花，你好，我是助产士小王，我现在准备给你测量子宫高度、腹围，初步判断胎儿的大小，请你先解小便，检查时如有不适，请随时告知。谢谢！

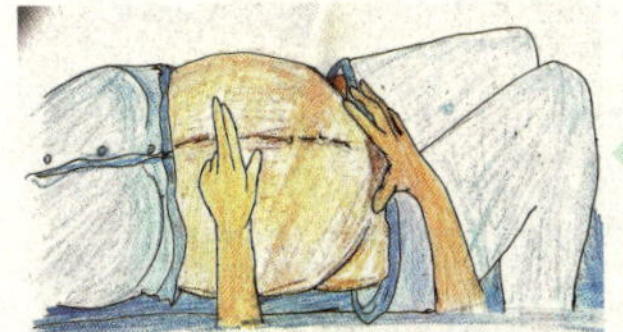
图 5-2-1-1 子宫高度测量

【检查方法】

（1）子宫高度测量：孕妇取仰卧屈膝位，检查者立于孕妇一侧，一手轻按子宫，另一手示指和中指并拢横放于宫底处，根据相应的孕周，测量宫底与耻骨联合间或宫底与肚脐间或宫底与剑突间的距离。如图 5-2-1-1 所示。

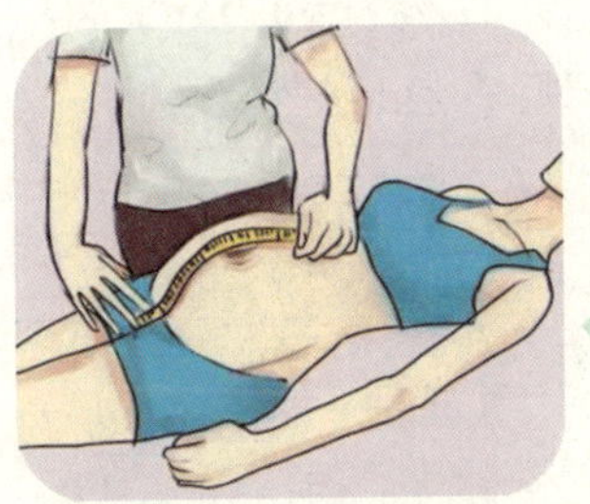
图 5-2-1-2 耻上子宫长度测量

【检查方法】

（2）耻上子宫长度测量：孕妇取仰卧屈膝位，检查者立于孕妇右侧，一手持软尺零端，放置于孕妇耻骨联合上缘中点，另一手沿腹壁正中线将软尺向上拉至子宫底最高点，测量耻骨联合上缘中点至子宫底最高点之间的距离。如图 5-2-1-2 所示。

【检查结果】

正常：子宫体随妊娠进展逐渐增大，子宫底逐渐增高，妊娠各周子宫底高度和耻上子宫长度正常值见表 5-2-1-1。

异常：①妊娠各周子宫底高度和耻上子宫长度与表5-2-1-1不符。②足月耻上子宫长度大于40cm或耻上子宫长度+腹围大于140cm时应警惕巨大儿的可能；足月耻上子宫长度≤30cm时应警惕胎儿宫内发育迟缓（IUGR）的可能。

表5-2-1-1　不同妊娠周期的子宫底高度和耻上子宫长度

妊娠周期（周）	手测子宫高度	尺测耻上子宫长度（cm）
12	耻骨联合上2~3横指	—
16	脐耻之间	—
20	脐下1横指	18（15.3~21.4）
24	脐上1横指	24（22.0~25.1）
28	脐上3横指	26（22.4~29.0）
32	脐与剑突之间	29（25.3~32.0）
36	剑突下2横指	32（29.8~34.5）
40	脐与剑突之间或略高	33（30.0~35.3）

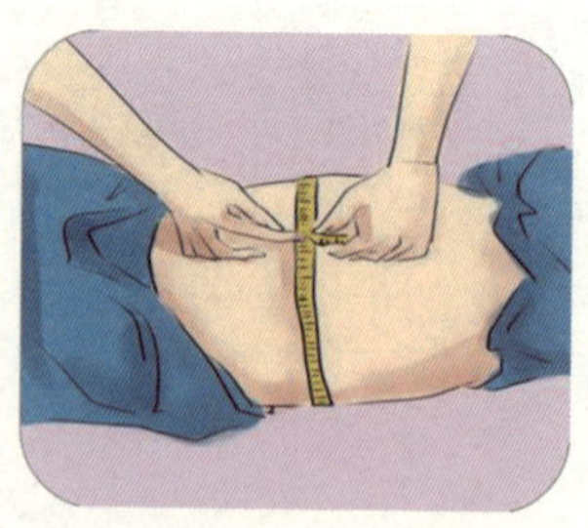
图5-2-1-3　腹围测量

【检查方法】

（3）腹围测量：孕妇取仰卧屈膝位，检查者立于孕妇平脐水平，一手持软尺零端置于孕妇脐部，一手将软尺经脐部绕腹一周。如图5-2-1-3所示。

【检查结果】

每个孕妇的基础腹围不一，妊娠早、中期腹围增长不明显，妊娠晚期腹围随孕周的增加而缓慢递增。

注意事项

1. 注意保持环境安静，温度适宜，光线充足。
2. 注意保暖并保护孕妇隐私。
3. 注意软尺紧贴腹壁，松紧适宜。
4. 注意观察孕妇表情，动作轻柔，为未足月孕妇做检查时避免诱发宫缩。
5. 测量前，孕妇须排空膀胱。
6. 请用 CICARE 六步沟通法进行沟通。

（二）四步触诊法

1. 检查对象：妊娠中、晚期孕妇。

2. 检查目的：检查子宫大小、胎产式、胎先露、胎方位以及胎先露部是否衔接。

3. 用物准备：免洗手消毒液。

4. 检查方法：孕妇取仰卧屈膝位，充分暴露腹部，检查者立于孕妇右侧，先评估腹部皮肤及腹壁张力，再完成四步触诊。前三步手法要求助产士面向孕妇头部，第四步则需面对孕妇足部。

体查前沟通

小花，你好，我是助产士小王，我现在准备给你做腹部触诊，检查胎产式、胎先露、胎方位等情况，请你先解小便，检查时如有不适请随时告知。谢谢！

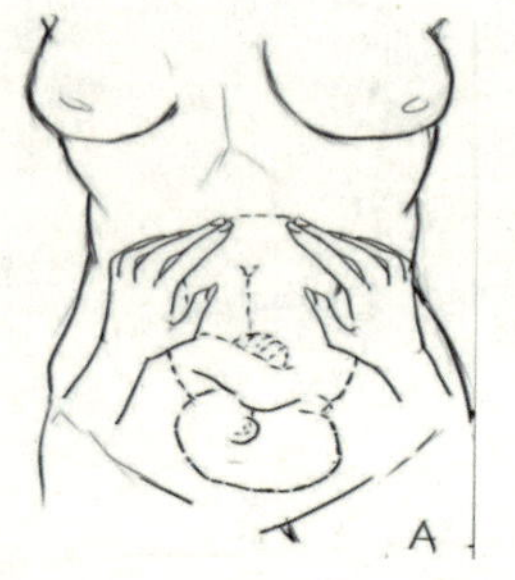

图 5-2-1-4　四步触诊法第一步

【检查方法】

（1）第一步：孕妇取仰卧屈膝位，检查者面向孕妇头部，两手置于宫底部，手测宫底高度，并以两手指腹相对交替轻推，感受并判断宫底的胎儿情况。如图 5-2-1-4 所示。

【检查结果】

宫底部分若为胎头则硬而圆且有浮球感，若为胎臀则软而宽且形状略不规则。

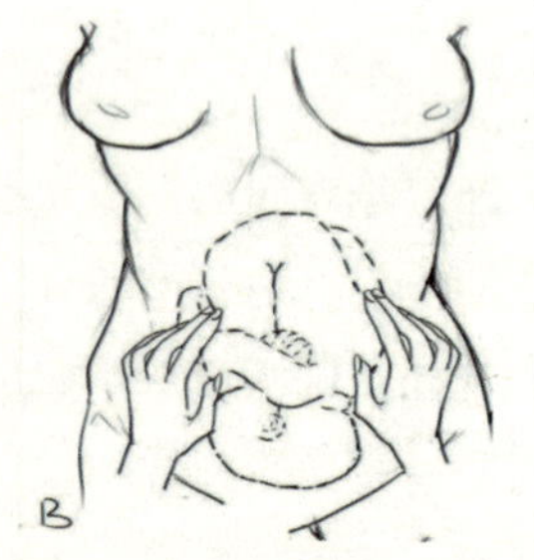

图 5-2-1-5　四步触诊法第二步

【检查方法】

（2）第二步：检查者面向孕妇头部，两手分别置于腹部左右侧，一手固定，另一手轻轻向对侧深压检查，两手交替。如图 5-2-1-5 所示。

【检查结果】

平坦饱满的部分为胎背，凹凸不平部分为胎儿肢体。

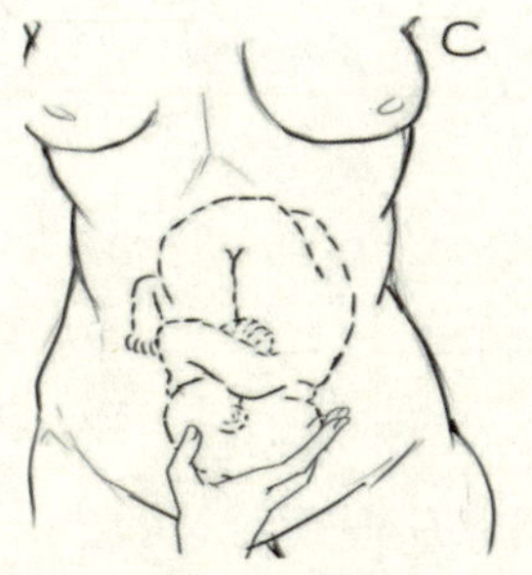

图 5-2-1-6　四步触诊法第三步

【检查方法】

（3）第三步：检查者面向孕妇头部，右手拇指与其余 4 指分开，置于耻骨联合上方握住胎先露部，进一步查清先露部是胎头还是胎臀，左右推动以确定胎先露部是否衔接。如图 5-2-1-6 所示。

【检查结果】

①胎先露衔接入盆：胎先露部不能被推动。②胎先露尚未衔接入盆：胎先露部可以左右移动。

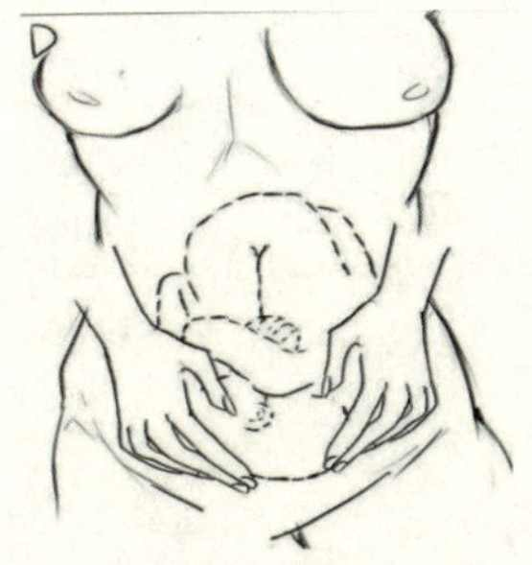

图 5-2-1-7　四步触诊法第四步

【检查方法】

（4）第四步：检查者面向孕妇的足部，左右手分别置于胎先露部的两侧，沿骨盆入口向下深按，进一步确定胎先露及其衔接情况。如图 5-2-1-7 所示。

【检查结果】

①先露部浮动：先露部能活动或手指能陷入先露部与耻骨联合之间。②先露部半固定：先露部部分入盆，稍能活动。③先露部固定：先露部不能活动。

注意事项

1. 注意保持环境安静，温度适宜，光线充足。
2. 注意保暖并保护孕妇隐私。
3. 注意观察孕妇表情，动作轻柔，为未足月孕妇做检查时避免诱发宫缩。
4. 检查前，孕妇须排空膀胱。
5. 请用 CICARE 六步沟通法进行沟通。

（三）听诊胎心音

1. 检查对象：妊娠中、晚期孕妇。

2. 检查目的：了解胎心音是否正常。

3. 用物准备：查房车、超声多普勒仪、耦合剂、钟表、卫生纸、免洗手消毒液。

4. 检查方法：检查者先腹部触诊判断胎背的位置，后将多普勒探头置于胎背对应母体腹壁处，听诊胎心音。

体查前沟通

小花，你好，我是你的责任护士小王，现在准备给你做听诊胎心音，听诊时如有不适请随时告知。谢谢！

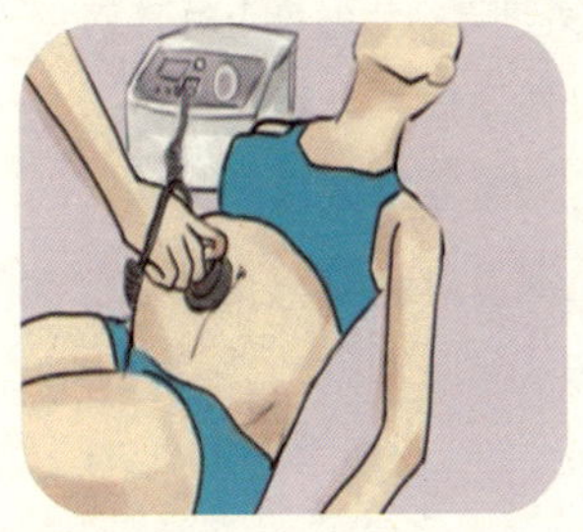

图 5-2-1-8　听诊胎心音

【检查方法】

孕妇平躺，双下肢稍微屈曲。检查者腹部触诊判断胎背位置，将涂有耦合剂的多普勒探头置于胎背对应母体腹壁处，打开多普勒仪开关，缓慢移动探头，听到如钟表的“滴答”声音后固定探头，计数 1 分钟。如图 5-2-1-8 所示。

【检查结果】

正常：胎心音为双音，第 1 音与第 2 音相接近，速度较快，节律规整，频率为 110~160 次 / 分。

异常：胎心音节律不规整，胎心音有明显减慢或加快，胎心率＜ 110 次 / 分，或＞ 160 次 / 分。

注意事项

1. 注意保持环境安静，温度适宜，光线充足。
2. 注意保暖并保护孕妇隐私。
3. 如孕妇有宫缩，应选择宫缩间歇期听诊。
4. 注意与子宫杂音、腹主动脉音、胎动音及脐带杂音相鉴别。如持续存在脐带杂音，应注意有无脐带缠绕的可能。
5. 如胎心音有明显减慢或加快，可先给予间断吸氧，改变孕妇体位，进行胎心监护，然后通知医生。
6. 注意观察孕妇表情，动作轻柔，为未足月孕妇做检查时避免诱发宫缩。
7. 检查前，孕妇须排空膀胱。
8. 请用 CICARE 六步沟通法进行沟通。

（四）骨盆外测量

1. 检查对象：妊娠晚期孕妇。

2. 检查目的：评估骨盆大小及形状，为选择分娩方式提供参考。

3. 用物准备：查房车、骨盆测量计、一次性乳胶（橡胶）检查手套、免洗手消毒液。

4. 检查方法：检查者用骨盆测量计分别测量髂棘间径、髂嵴间径、骶耻外径、坐骨结节间径。

体查前沟通

小花，你好，我是助产士小王，我现在准备给你测量骨盆各径线，评估骨盆大小及形状，初步判断胎儿能否经阴道分娩，请你配合，检查时如有不适请随时告知，谢谢！

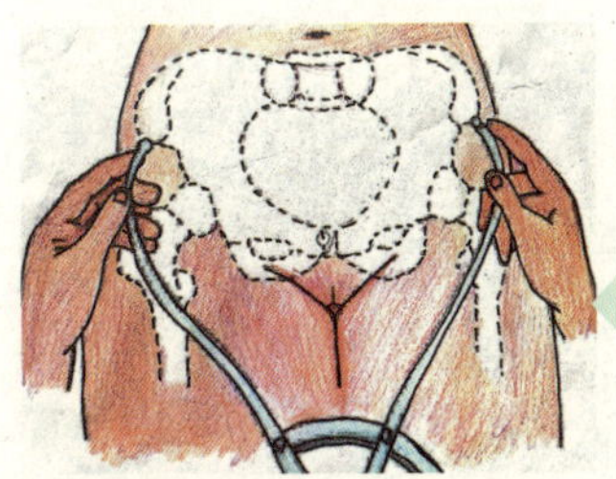

图 5-2-1-9　测量髂棘间径

【检查方法】

（1）测量髂棘间径：孕妇仰卧，双腿自然伸直并拢。检查者触清孕妇两侧髂前上棘，将骨盆测量计两端分别置于两侧髂前上棘最高点外侧缘，标尺读数即髂棘间径。如图 5-2-1-9 所示。

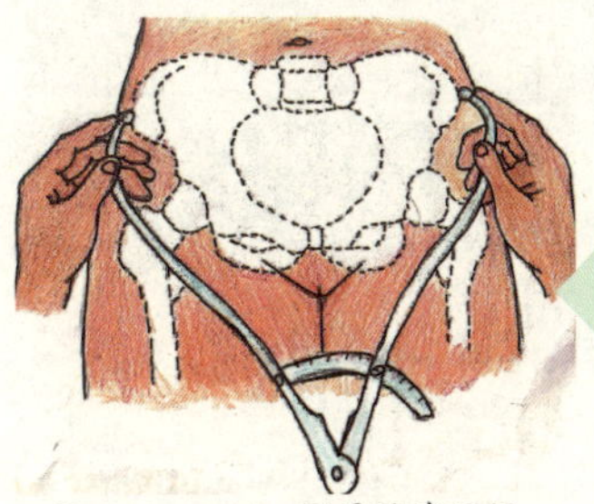

图 5-2-1-10　测量髂嵴间径

【检查方法】

（2）测量髂嵴间径：孕妇仰卧，双腿自然伸直并拢。检查者触清孕妇两侧髂前上棘，将骨盆测量计两端分别置于两侧髂嵴最宽处外缘，标尺读数即髂嵴间径。如图 5-2-1-10 所示。

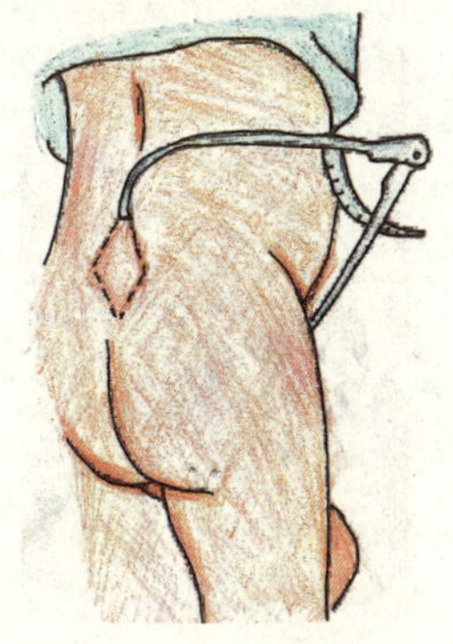

图 5-2-1-11　测量骶耻外径

【检查方法】

（3）测量骶耻外径：检查者协助孕妇取左侧卧位，左腿屈曲，右腿伸直。将骨盆测量计两端分别置于第五腰椎棘突下凹陷处（第五腰椎棘突下，相当于菱形窝上角，或相当于两侧髂嵴连线中点下 1~1.5cm 处）和耻骨联合上缘中点，标尺读数即骶耻外径。如图 5-2-1-11 所示。

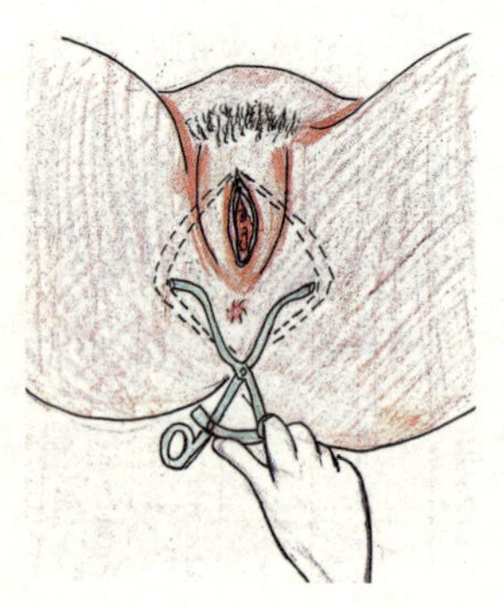

图 5-2-1-12　测量坐骨结节间径

【检查方法】

（4）测量坐骨结节间径（出口横径）：检查者协助孕妇取仰卧位，两腿弯曲，双手紧抱双膝，检查者面向孕妇外阴部，双手戴一次性乳胶（橡胶）检查手套，触诊坐骨结节部位，将坐骨结节间径测量仪两端置于坐骨结节内缘，标尺读数即坐骨结节间径。如图 5-2-1-12 所示。

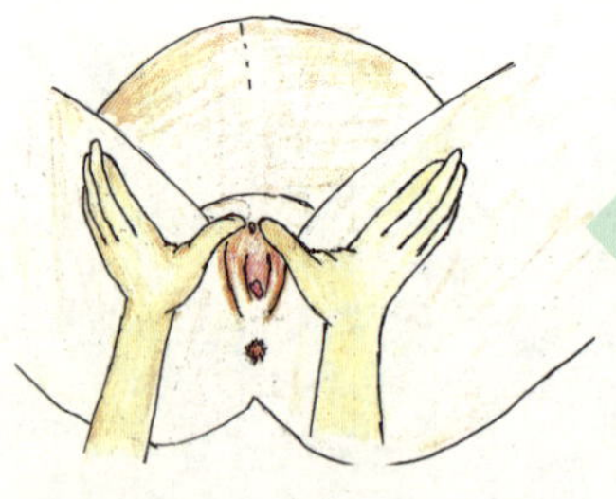

图 5-2-1-13　测量耻骨弓角度

【检查方法】

（5）测量耻骨弓角度：协助孕妇取截石位，检查者面向孕妇外阴部，双手戴一次性乳胶（橡胶）检查手套，双手拇指指尖斜对齐，放置于耻骨联合下缘，左右两拇指平放在耻骨降支上，测量的两拇指间的角度即耻骨弓角度。如图 5-2-1-13 所示。

【检查结果】

正常值：①髂棘间径为 23~26cm。②髂嵴间径为 25~28cm。③骶耻外径为 18~20cm。④坐骨结节间径为 8.5~9.5cm。⑤耻骨弓角度约为 90°。

异常：骨盆外测量的四条径线小于正常值，耻骨弓角度小于 80°。

注意事项

1. 注意保持环境安静，温度适宜，光线充足。
2. 注意保暖并保护孕妇隐私。
3. 注意观察孕妇表情，动作轻柔，为未足月孕妇做检查时避免诱发宫缩。
4. 测量数据要精准。
5. 检查前，孕妇须排空膀胱。
6. 请用 CICARE 六步沟通法进行沟通。

（五）产时阴道检查

1. 检查对象：待产妇。

2. 检查目的：了解产道情况，包括宫颈成熟度、宫口扩张情况及有无水肿；了解胎方位和胎先露下降程度；确定待产妇的胎膜是否破裂；以便初步判断待产妇是否可以试产或继续待产。

3. 用物准备：查房车、一次性垫巾、消毒液、无菌棉签（棉球）、无菌手套、免洗手消毒液。

4. 检查方法：检查者右手戴无菌手套，以示指和中指伸入待产妇阴道，以示指触诊为主，检查宫颈条件、宫口扩张情况、胎先露下降程度，以及胎方位、胎膜、坐骨棘、骶凹等情况。

体查前沟通

小花，你好，我是助产士小王，我现在准备给你做阴道检查，判断你是否具备顺产条件，以及了解你的产程进展情况，请你配合。检查时如有不适请随时告知，谢谢！

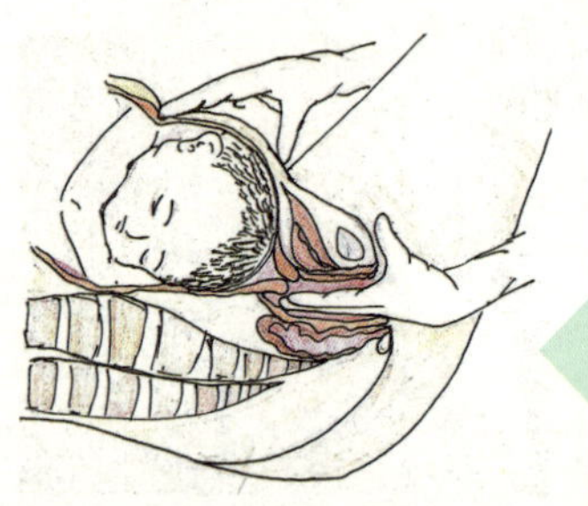

图 5-2-1-14
宫口未扩张期阴道检查

【检查方法】

（1）宫口未扩张期阴道检查：协助产妇取截石位，给外阴消毒。检查者面向产妇外阴部，双手戴无菌手套，右手示指和中指伸入阴道，以示指触诊为主，先检查坐骨棘是否突出、坐骨切迹的宽度、骶凹深度和骶尾关节的活动度等。再以示指触诊宫颈，并尝试将示指轻轻插进宫颈口，评估宫颈管消退程度、软硬程度、位置。如图 5-2-1-14 所示。

【检查结果】

正常：坐骨棘不突出，坐骨切迹宽度可容3横指，骶凹适度，骶尾关节的活动度好。宫颈成熟度见表5-2-1-2。

异常：坐骨棘突出，坐骨切迹宽度未能容3横指，骶尾关节的活动度差。

表5-2-1-2 Bishop宫颈成熟度评分表

指标	分数			
	0	1	2	3
宫口开大(cm)	0	1～2	3～4	5～6
宫颈管消退（%）（未消退为2cm）	0	40～50	60～70	80～100
先露位置（坐骨棘水平=0）	-3	-2	-1～0	+1～+2
宫颈硬度	硬	中	软	—
宫口位置	后	中	前	—

【检查方法】

（2）宫口扩张期阴道检查：协助产妇取截石位，给予外阴消毒。检查者面向产妇外阴部，双手戴无菌手套，右手示指和中指伸入阴道，示指触到胎儿的先露部，然后由中心向外摸清宫颈的边缘，再沿边缘画圈判断宫颈扩张的程度。若宫口已开，则了解宫颈是否水肿，以及水肿的程度。若为头位，可沿着胎头触及胎儿的矢状缝、前囟和后囟，根据颅缝、前囟和后囟的位置，判断胎方

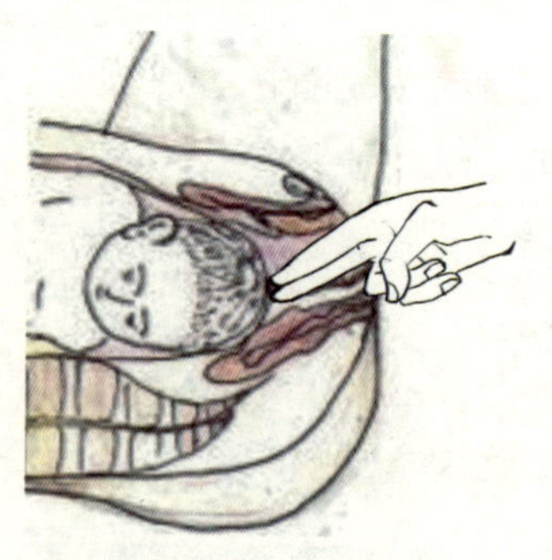

图 5-2-1-15
宫口扩张期阴道检查

位。若为臀位或横位，根据胎臀或胎儿的肢体判断胎方位。再以示指触到胎儿先露部的骨质最低点，摸清胎先露下降的程度，最后以示指摸清坐骨棘的位置。如图 5-2-1-15 所示。

【检查结果】

①触诊胎先露时，若触及胎膜，说明胎膜未破裂；若直接触及胎先露，说明胎膜已破裂。②伴随子宫收缩渐频渐强，宫口逐渐扩张，从临产的一指尖到 10cm。宫口于潜伏期扩张缓慢，进入活跃期后加快，宫口全开时摸不到宫颈边缘。③胎先露若为头位，可触及一条由两侧顶骨形成的颅缝即矢状缝，还可触及一菱形骨质缺如部位即前囟，一三角形骨质缺如部位即后囟；胎先露若为臀位或横位，可触及胎臀或胎儿的肢体。④伴随子宫收缩渐频渐强，宫口逐渐扩张，胎先露逐渐下降，胎先露的骨质最低点在坐骨棘平面定位为“0”，在坐骨棘平面以上为“-”，在坐骨棘平面以下为“+”，以 cm 为单位。通常宫口扩张一指尖时，胎先露为 -2cm，宫口扩张 10cm 时，胎先露为 +2cm 或 +3cm。

注意事项

1. 保持环境安静，温度适宜，光线充足。
2. 注意保暖并保护孕妇隐私。
3. 严格无菌操作。
4. 检查前手套上应尽量涂抹无菌润滑剂，以减少待产妇的不适。
5. 检查前，孕妇须排空膀胱。
6. 前置胎盘或疑是前置胎盘者禁做阴道检查。
7. 请用 CICARE 六步沟通法进行沟通。

二、产后体格检查

（一）产后乳房检查

1. 检查对象：表示自查有明确的肿块，或者局部疼痛明显并同意医务人员为其做检查的产妇。

2. 检查目的：了解乳头、乳房的形状；了解乳头、乳晕的弹性和伸展性；了解乳房是否有肿块；了解泌乳情况。

3. 用物准备：免洗手消毒液。

4. 检查方法：

（1）视诊：评估乳头、乳晕的形态，乳房的发育情况。

（2）触诊：检查者检查产妇乳头、乳晕的弹性和伸展性，检查乳腺组织是否有肿块，同时观察泌乳量。

体查前沟通

小花，你好，我是你的责任护士小王，现在准备检查你的乳头、乳房，评估你的泌乳量，在检查过程中如有不适，请随时告知，谢谢！

【检查方法】

（1）视诊：评估乳头、乳房形状是否正常，乳头有无凹陷、扁平、过短、红肿、皲裂等情况。

（2）触诊：检查者双手搓热后，一手将拇指与示指放在产妇乳头根部挤压或轻轻按压乳晕区，检查乳头、乳晕的弹性和伸展性；再将拇指和示指、中指相对，沿着乳晕区周围，向胸壁方向轻轻下压，压力作用在拇指和示指、中指间，检查其他乳腺组织是否有肿块，同时观察泌乳量。如图5-2-2-1所示。

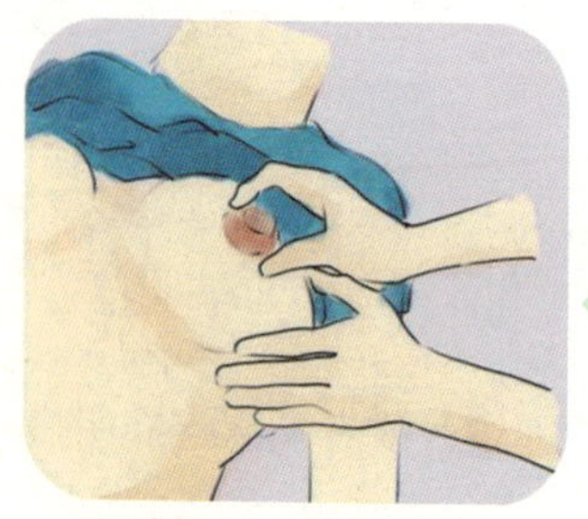

图5-2-2-1 乳房检查

【检查结果】

正常：①乳头平均直径为13mm(6~23mm)，平均高度为9mm，乳晕的平均直径为40mm(20~70mm)。②乳头、乳晕的弹性和伸展性大。③乳头无疼痛、红肿。④乳房皮肤无发红，触诊皮温正常。⑤哺乳期乳房表现为乳晕区无红肿及损伤，乳房无局部肿痛，哺乳前乳房胀痛，哺乳后乳房松软，疼痛明显缓解。

异常：①异常乳头，表现为凹陷、扁平、过短、皲裂、有水泡、溃疡、角化、缺损等。②乳汁淤积，常表现为突发的乳房局部胀痛，哺乳后缓解不明显，胀痛部位触及明显肿块，肿块较为明确、具体、边界清楚，有些淤积的肿块表面可见到索条状突起。③哺乳期乳腺炎，临床上常表现为乳腺皮肤局部红肿、疼痛、皮温升高、触诊质韧，患侧腋下淋巴结可肿大，伴或不伴有发热，体温可升至38.5℃及以上。

注意事项

1. 注意保持环境安静，温度适宜，光线充足。
2. 注意保暖并保护产妇隐私。
3. 多数情况下，对产妇的乳房评估不需要触碰乳房，确有必要时需征求产妇同意，并且注意动作要轻柔。
4. 检查者的拇指和示指向产妇胸壁方向轻轻下压，不能压得太深，不能挤压乳头。
5. 请用 CICARE 六步沟通法进行沟通。

（二）产后子宫复旧情况检查

（1）检查对象：产妇。

（2）检查目的：检查产后子宫复旧情况。

（3）用物准备：免洗手消毒液。

（4）检查方法：检查者先在产妇子宫底部均匀有力按摩，确认子宫收缩情况，再确定宫底部位，最后测宫底高度。

体查前沟通

小花，你好，我是你的责任护士小王，我现在准备给你检查腹部，了解子宫收缩和宫底下降情况，检查中如有不适请随时告知。谢谢！

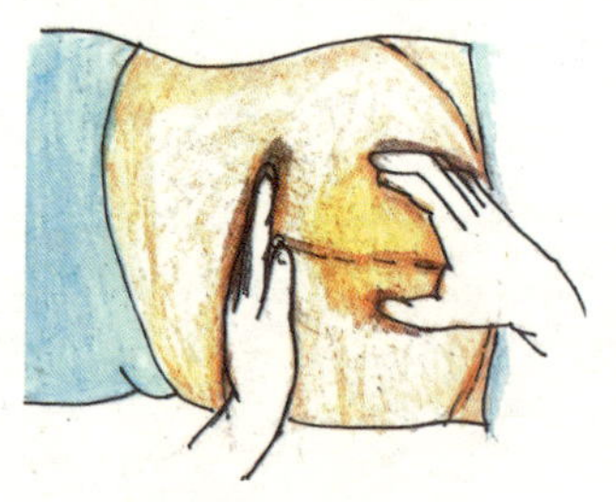
图 5-2-2-2
顺产后子宫收缩检查

【检查方法】

（1）产后子宫收缩检查：

①顺产后子宫收缩检查：产妇取仰卧屈曲位，检查者先用一手手掌在产妇子宫底部均匀有力按摩，再将另一手的掌侧垂直放置在子宫底部，确定子宫底部位及子宫软硬度。如图 5-2-2-2 所示。

②剖宫产后子宫收缩检查：产妇取仰卧屈曲位，检查者一手轻轻按住伤口两侧，并向中心聚拢皮肤，另一手的检查方法同顺产的检查方法。如图 5-2-2-3 所示。

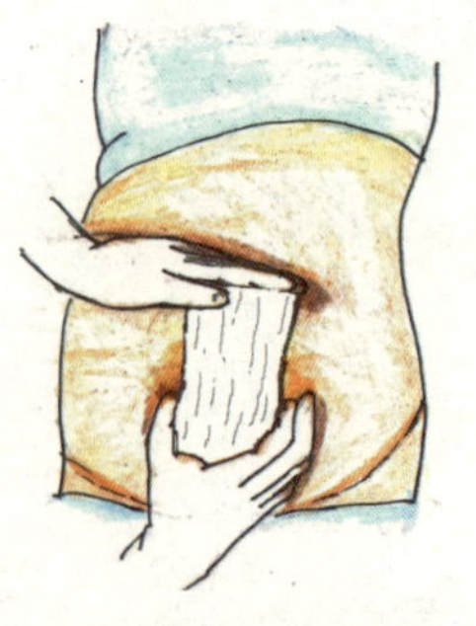
图 5-2-2-3
剖宫产后子宫收缩检查

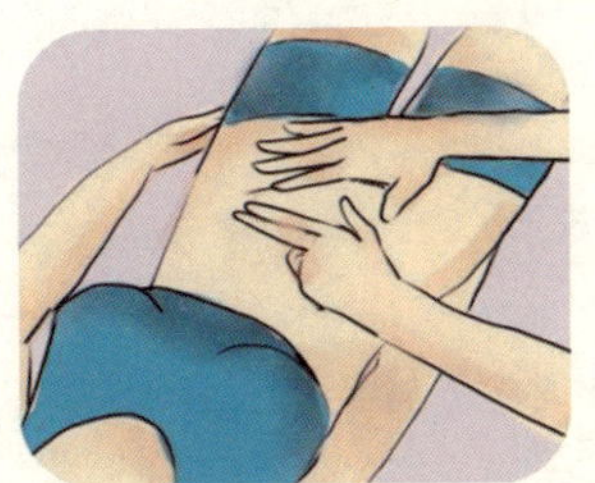

图 5-2-2-4
手测产后子宫底高度

【检查方法】

（2）手测产后子宫底高度：检查者一手按压子宫，另一手示指、中指测量宫底与肚脐间的距离。如图 5-2-2-4 所示。

（3）尺测产后耻上子宫长度：方法同产前检查。如图 5-2-2-5 所示。

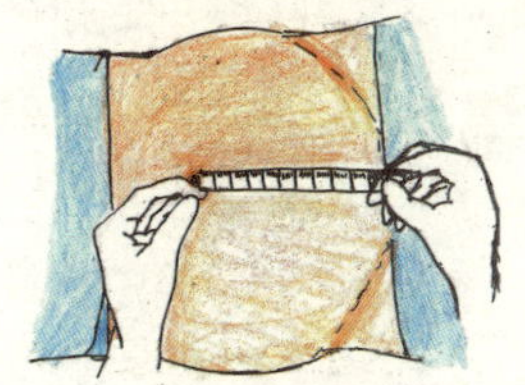

图 5-2-2-5
尺测产后耻上子宫长度

【检查结果】

正常：子宫圆而硬，位于腹部中央，无压痛，按压子宫时，阴道流出少量恶露。产后当天，宫底平脐或脐上一横指，以后每日下降 1~2cm，产后 10 天在耻骨联合上方扪不到宫底。[以脐上（下）几横指、平脐来表示宫底高度。]

异常：①产后子宫复旧不良，即子宫收缩不良，宫底位置、子宫轮廓不清。或子宫高浮，宫底高度和产后相应天数不符，按压子宫时，阴道流出大量暗红色血液，并伴有血块。②子宫有压痛，伴有体温升高，恶露异常，常见于产褥感染。

注意事项

1. 注意保持环境安静，温度适宜，光线充足。
2. 注意保暖并保护产妇隐私。
3. 产后 1 小时内每 15 分钟和产后 2 小时内每 30 分钟检查一次宫缩、阴道流血情况和宫底高度。
4. 按摩子宫的力度要适度，切忌手法粗暴。
5. 检查前，产妇须排空膀胱。
6. 请用 CICARE 六步沟通法进行沟通。

三、膝反射检查

1. 检查对象：使用硫酸镁保胎的孕妇。

2. 检查目的：检测使用硫酸镁有无中毒反应。

3. 用物准备：查房车、叩诊锤、免洗手消毒液。

4. 检查方法：检查者持叩诊锤叩击孕妇膝盖髌骨下方股四头肌腱。

体查前沟通

小花，你好，我是你的责任护士小王。因你静脉输注硫酸镁保胎，我现在准备给你做膝反射检查，了解你是否硫酸镁中毒，请你配合。如有不适，请随时告知。谢谢！

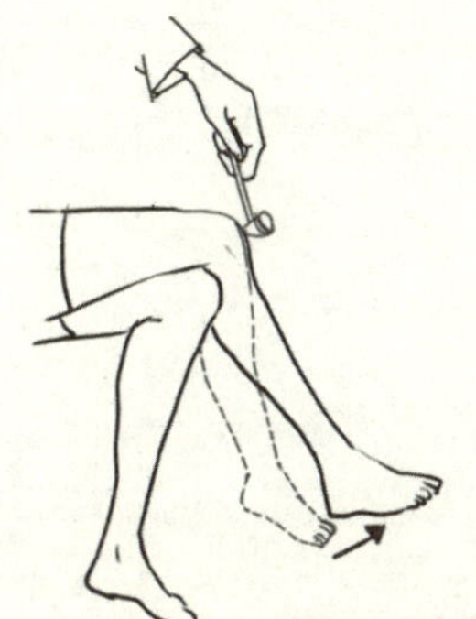

图 5-2-3-1　坐位膝反射检查

【检查方法】

（1）坐位膝反射检查：孕妇取坐位，一腿翘在另一腿上，上面的小腿完全松弛下垂与大腿呈直角，检查者手持叩诊锤叩击其膝盖髌骨下方股四头肌腱。如图 5-2-3-1 所示。

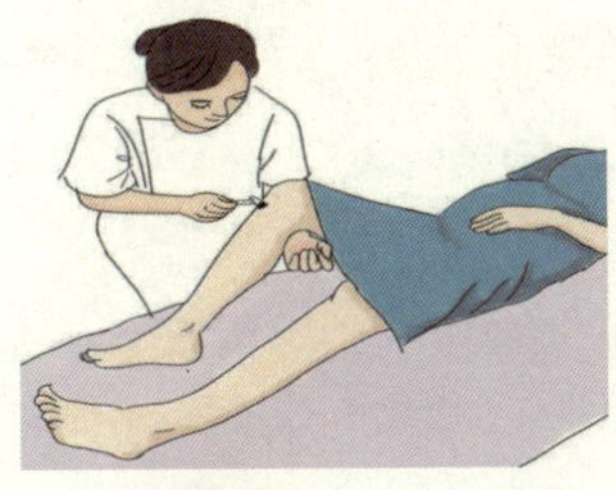

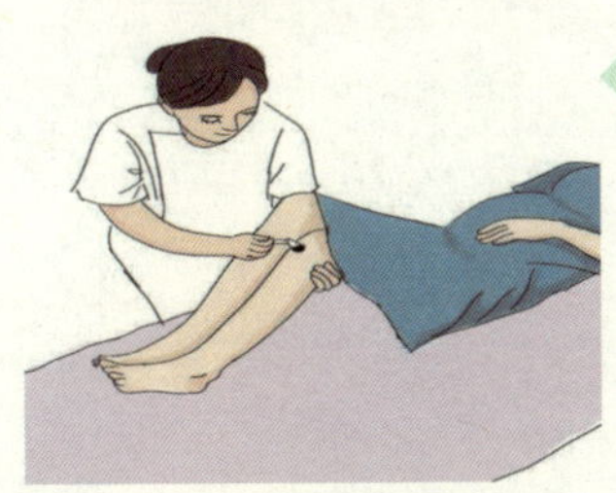

图 5-2-3-2　仰卧位膝反射检查

【检查方法】

（2）仰卧位膝反射检查：孕妇取仰卧位，一腿翘在另一腿上，或检查者用左手在孕妇腘窝处分别或同时托起下肢，使其膝关节屈曲约 120°。检查者右手持叩诊锤叩击其膝盖髌骨下方股四头肌腱。如图 5-2-3-2 所示。

【检查结果】

正常：小腿会反射性伸展，脚尖向前跳一下，说明膝反射存在。

异常：小腿未出现反射性伸展，脚尖不动。

注意事项

1. 注意保持环境安静，温度适宜，光线充足。
2. 注意保暖并保护孕妇隐私。
3. 嘱孕妇放松，小腿完全松弛下垂。
4. 叩诊力度适中。
5. 请用 CICARE 六步沟通法进行沟通。

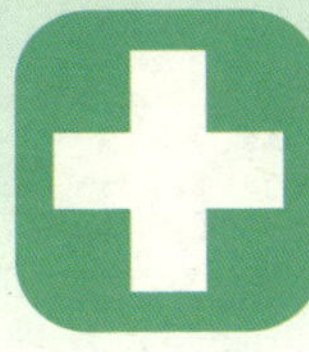

第六章 CHAPTER 6

神经系统体格检查

第一节　感觉功能检查

一、浅感觉检查

1. 检查对象：怀疑有浅感觉异常或者交感神经、脊髓丘脑束有损伤的病人。

2. 检查目的：判断病人痛觉情况，查出痛觉障碍的范围。

3. 用物准备：查房车、别针、棉签、盛有冷水（5~10℃）和热水（40~50℃）的玻璃试管、免洗手消毒液。

4. 检查方法：病人充分暴露检查部位，检查者在其两侧对称部位分别用别针、棉签、玻璃试管均匀地轻触病人皮肤，注意对两侧部位进行比较。

体查前沟通

小明，你好，我是你的责任护士小李，现在准备给你做感觉功能检查，如果在检查过程中你感觉到不适，请告诉我，谢谢！

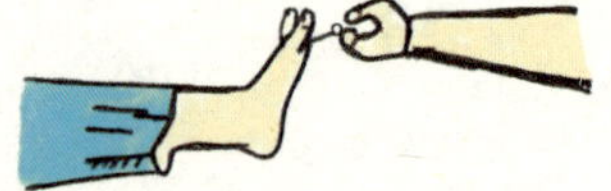
图 6-1-1-1 痛觉检查

【检查方法】

（1）痛觉检查：病人取仰卧位，闭上双眼，全身放松。检查者用别针的针尖分别均匀地轻刺病人的双侧足底皮肤，询问其感觉。如图 6-1-1-1 所示。测试时注意两侧对称部位的比较，检查后记录感觉障碍的类型（正常、过敏、减退、消失）和范围。

【检查结果】

正常：轻刺病人双侧足底，病人能感觉轻刺痛。

异常：病人痛觉障碍见于脊髓丘脑侧束病损。①痛觉过敏：轻刺皮肤感到疼痛难忍。②痛觉减退：给予强烈的疼痛刺激，只有轻微感觉。③痛觉消失：给予强烈的疼痛刺激，无感觉。

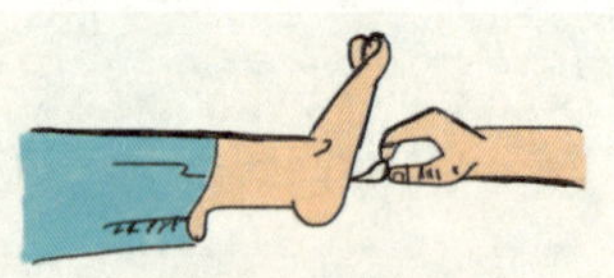
图 6-1-1-2 触觉检查

【检查方法】

（2）触觉检查：病人取仰卧位，闭上双眼，全身放松。检查者用棉签头轻触病人的躯干及四肢皮肤或黏膜，询问其有无轻痒感觉。如图 6-1-1-2 所示。测试时注意两侧对称部位的比较，检查后记录感觉障碍的类型（正常、减退、消失）和范围。

【检查结果】

正常：病人对触觉的感觉很灵敏。

异常：触觉障碍见于脊髓丘脑前束和脊髓后索病损。①触觉减退：病人对触觉的感觉减退。②触觉消失：病人对触觉的感觉完全丧失。

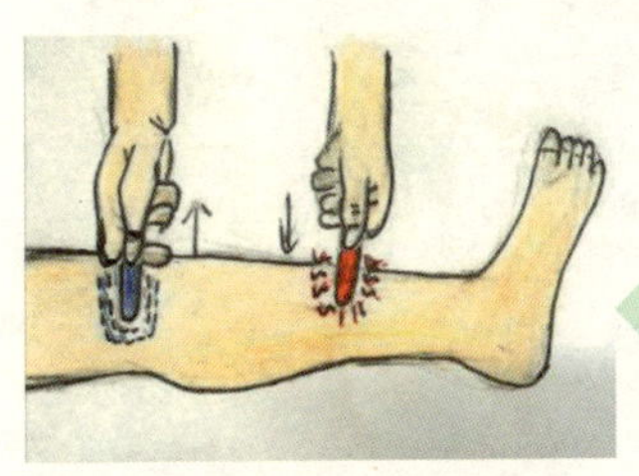

图 6-1-1-3　温度觉检查

【检查方法】

（3）温度觉检查：病人取仰卧位，闭上双眼，全身放松。检查者用盛有冷水(5~10℃)和热水（40~50℃）的玻璃试管交替接触病人躯干或四肢皮肤，让病人说出碰触自己皮肤的试管是热还是冷。如图 6-1-1-3 所示。

【检查结果】

正常：病人能辨别出冷、热感觉。

异常：病人如不能辨别即温度感觉障碍，见于脊髓丘脑侧束病损。

注意事项

1. 注意保持环境安静，温度适宜，光线充足。
2. 为了避免主观或暗示作用，检查时病人应闭目接受测试，要回答有无感觉。
3. 检查者要注意针刺的力度，切不可用力过大，否则会将病人的皮肤刺破。
4. 不适用人群：皮肤有严重损伤的病人，皮肤有自发性疼痛的病人。
5. 请用 CICARE 六步沟通法进行沟通。

二、深感觉检查

1. 检查对象：怀疑有深感觉障碍的病人。

2. 检查目的：判断病人运动觉是否异常。

3. 用物准备：免洗手消毒液。

4. 检查方法：检查者夹住病人的手指或足趾两侧，向上或下移动，让病人根据感觉说出肢体被移动的方向，然后将病人的肢体摆成某一姿势，请病人描述该姿势或用对侧肢体进行模仿。

体查前沟通

小明，你好，我是你的责任护士小李，现在准备给你做感觉功能检查。如果在检查过程中你感觉到不适，请告诉我，谢谢！

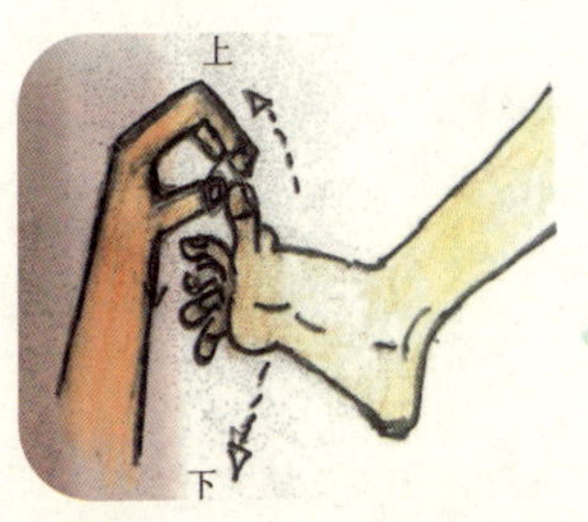

图 6-1-2-1　运动觉检查

【检查方法】

（1）运动觉检查：病人取仰卧位，闭上双眼，全身放松，检查者夹住病人的手指或足趾两侧，向上或向下移动，让病人根据感觉说出肢体被动运动的方向。如图 6-1-2-1 所示。

【检查结果】

正常：病人能根据感觉，准确说出“向上”或“向下”。

异常：病人回答错误则有运动觉障碍，常见于脊髓后索病损。

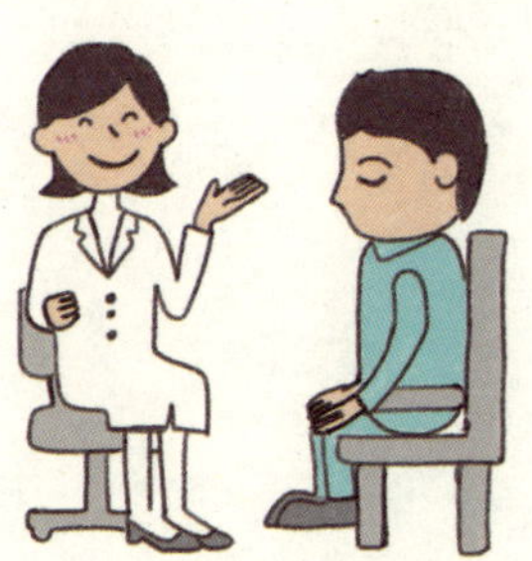

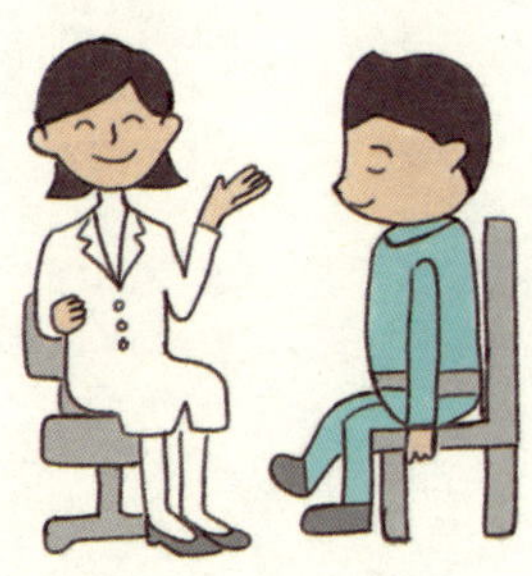

图 6-1-2-2　位置觉检查

【检查方法】

（2）位置觉检查：嘱病人取仰卧位或坐位，闭上双眼，根据检查者嘱其摆好的姿势描述一遍或者重新再摆一遍，病人说出肢体所放的位置或用对侧相应肢体进行模仿。如图 6-1-2-2 所示。

【检查结果】

正常：病人能正确描述该姿势或用对侧肢体进行模仿。

异常：病人描述错误或者模仿错误则为位置觉障碍，常见于脊髓后索病损。

注意事项

1. 注意保持环境安静，温度适宜，光线充足。
2. 不适用人群：四肢残疾或严重损伤的病人。
3. 请用 CICARE 六步沟通法进行沟通。

第二节　运动功能检查

一、肌力检查

1. 检查对象：怀疑中枢神经系统损伤后有运动功能障碍的病人。

2. 检查目的：测定肌肉的发育情况和用于神经损伤时的定位检查。

3. 用物准备：免洗手消毒液。

4. 检查方法：让病人维持某种姿势，检查者施力使其改变，判断肌力强弱，并注意两侧对比。

体查前沟通

小明，你好，我是你的责任护士小李，现在准备检查你四肢的肌力情况，请你配合。请仰卧，全身放松，如果在检查过程中你感觉到不适，请告诉我，谢谢！

【检查方法】

（1）3 级或 3 级以上肌力检查：

步骤一：病人取仰卧位，检查者嘱病人抬起患侧肢体并维持。如图 6-2-1-1 所示。

步骤二：检查者以两指在病人患侧肢体末端施加部分阻力，不能抗阻者停止检查，能抗阻者进入步骤三检查。如图 6-2-1-2 所示。

步骤三：检查者以手掌在病人患侧肢体末端施加全部阻力。如图 6-2-1-3 所示。

（2）2 级或 2 级以下肌力检查：

步骤一：病人取仰卧位，检查者嘱病人将患侧肢体在床面上平移，能平移者停止检查，不能平移者进入步骤二检查。如图 6-2-1-4 所示。

步骤二：检查者嘱病人做患侧肢体的肌肉收缩动作，再以手指触摸病人肢体判断有无肌肉收缩。如图 6-2-1-5 所示。

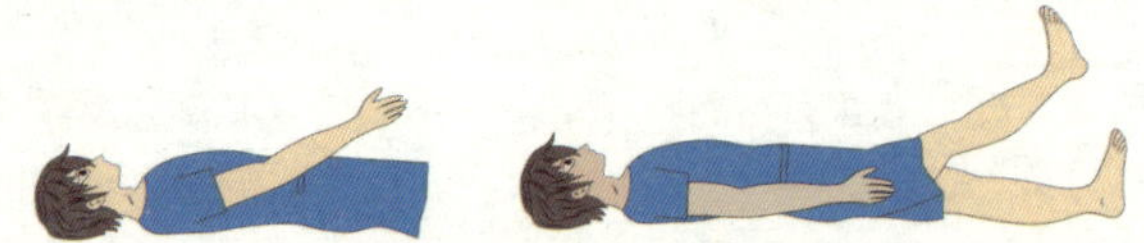

图 6-2-1-1　3 级或 3 级以上肌力检查步骤一

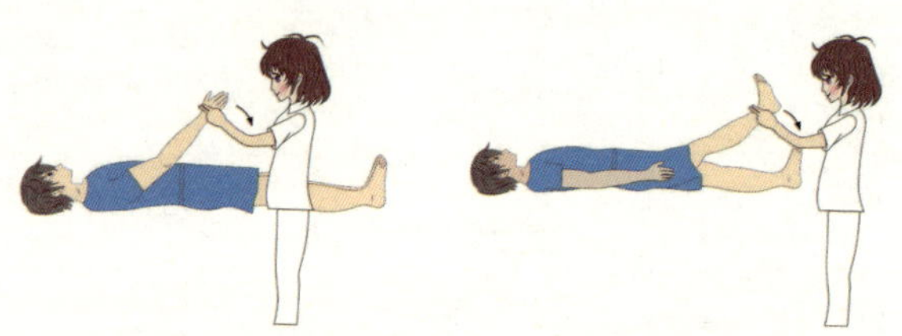

图 6-2-1-2　3 级或 3 级以上肌力检查步骤二

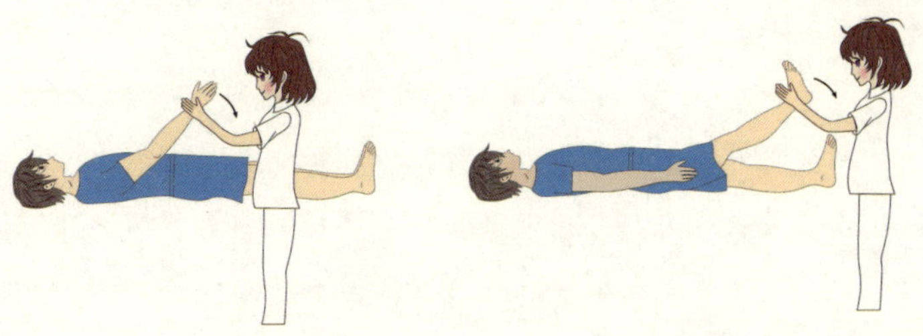

图 6-2-1-3　3 级或 3 级以上肌力检查步骤三

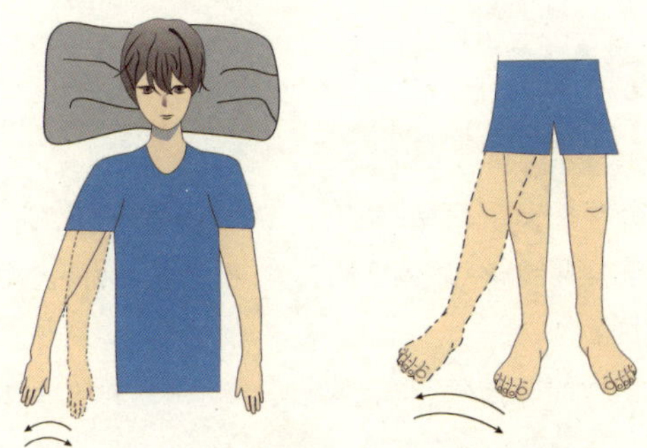

图 6-2-1-4　2 级或 2 级以下肌力检查步骤一

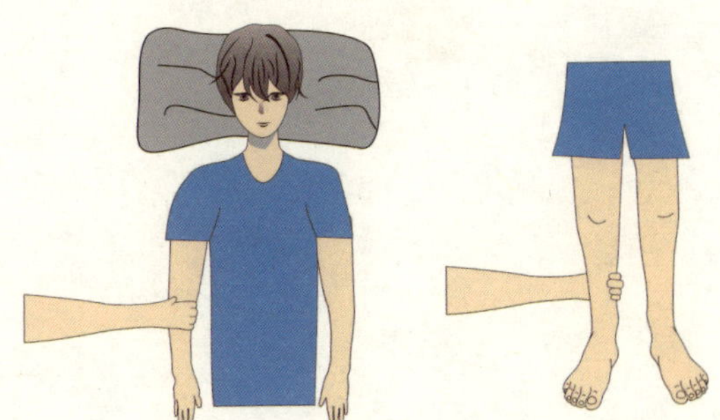

图 6-2-1-5　2 级或 2 级以下肌力检查步骤二

【检查结果】

正常肌力：5 级肌力，肢体能做全部对抗阻力活动。

异常肌力：①4 级肌力，肢体能做对抗阻力活动，但较正常差。②3 级肌力，可抬起肢体，但不能抵抗外界阻力。③2 级肌力，肢体可以在床上水平移动，但不能抵抗重力作用，即不能抬离床面。④1 级肌力，有肌肉收缩，但不能产生动作。⑤0 级肌力，完全瘫痪，测不到肌肉收缩。

注意事项

1. 注意保持环境安静，温度适宜，光线充足。
2. 应先检查健侧肢体，后查患侧肢体，先查抗重力后查抗阻力，两侧对比。
3. 在肢体肌力的左右对比时，应考虑右利或左利的影响，两侧肢体肌力强弱存在正常差异。
4. 一般先做 3 级肌力检查，能完成 3 级动作再继续做 3 级以上的检查；不能完成 3 级动作则做 2 级肌力检查，若仍不能完成动作再逐级往下检查。
5. 请用 CICARE 六步沟通法进行沟通。

二、肌张力检查

1. 检查对象：由神经病变所导致的肌张力异常，由肌肉病变引起的肌肉萎缩或肌力减退，制动、运动减少或其他原因引起的肌肉失用性改变而导致的肌张力改变等病人。

2. 检查目的：了解病人肌张力情况，以便采取合适的护理措施。

3. 用物准备：免洗手消毒液。

4. 检查方法：检查者通过活动病人的肢体，体会其活动度变化时肌张力的变化，感觉肌肉的抵抗，判断是否存在过强或低下。

体查前沟通

小明，你好，我是你的责任护士小李，现在准备检查你四肢的肌张力情况，请你配合。请仰卧，全身放松，如果在检查过程中你感觉到不适请告诉我，谢谢！

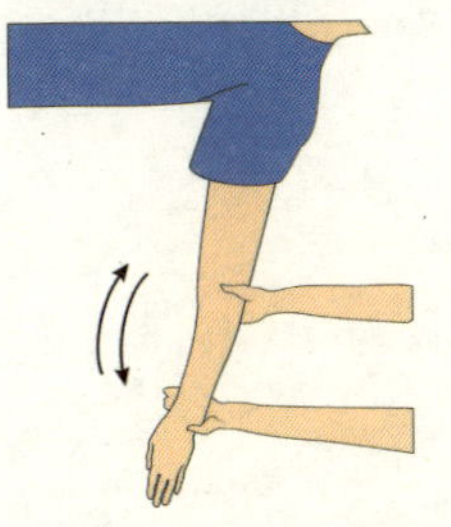

图 6-2-2-1　肩关节外展

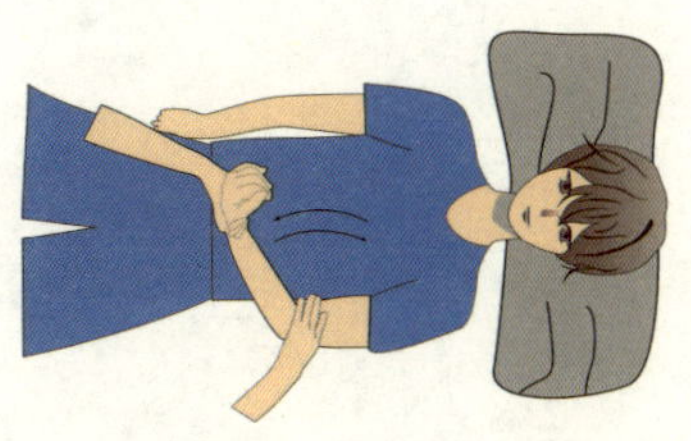

图 6-2-2-2　肘关节屈伸

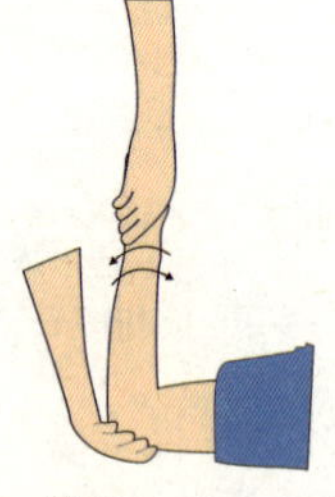
图 6-2-2-3
前臂旋前、旋后

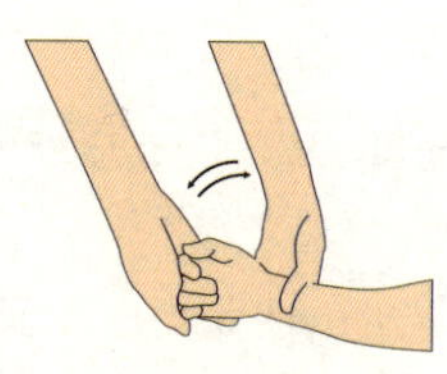
图 6-2-2-4
腕关节掌曲、背伸

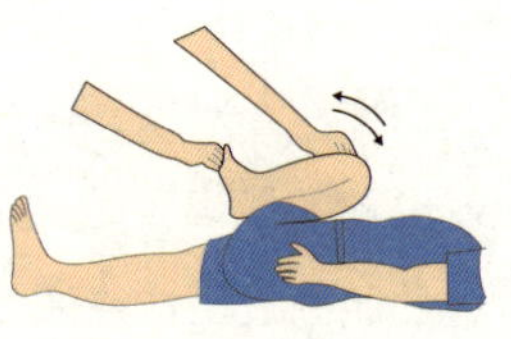
图 6-2-2-5
髋、膝关节屈伸

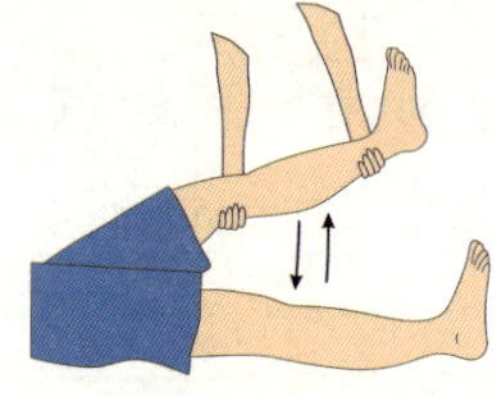
图 6-2-2-6
髋关节内收、外展

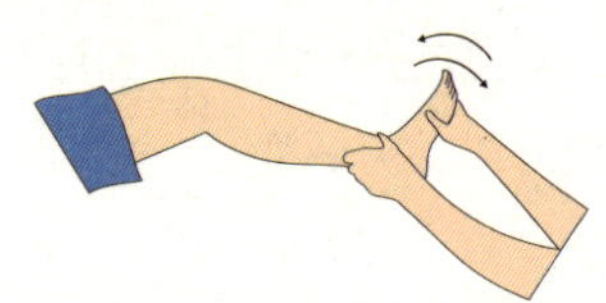
图 6-2-2-7
踝关节背伸、跖屈

【检查方法】

（1）病人仰卧，检查者一手把持肘关节，另一手握持手腕做肩关节外展动作。如图6-2-2-1所示。

（2）检查者一手固定上臂，另一手握住前臂做肘关节屈伸动作。如图6-2-2-2所示。

（3）检查者一手固定肘关节，另一手握住腕关节，做前臂旋前、旋后动作。如图6-2-2-3所示。

（4）检查者一手固定前臂，另一手握住手掌，做腕关节掌曲、背伸动作。如图6-2-2-4所示。

（5）检查者一手握持踝关节，另一手放在髌骨部，做髋、膝关节屈伸动作。如图6-2-2-5所示。

(6) 检查者一手握持踝关节，另一手放在膝部，做髋关节内收、外展动作。如图6-2-2-6所示。

(7) 检查者一手握持病人小腿下段，另一手置于脚掌部，做踝关节背伸、跖屈动作。如图6-2-2-7所示。

【检查结果】

正常肌张力：2级肌张力，被动活动肢体反应正常。

异常肌张力：①0级肌张力，软瘫，被动活动肢体无反应。②1级肌张力，低张力，被动活动肢体反应减弱。③3级肌张力，肌张力轻、中度增高，被动活动肢体有阻力反应。④4级肌张力，肌张力重度增高，被动活动肢体有持续性阻力反应。

注意事项

1. 注意保持环境安静，温度适宜，光线充足。
2. 避免运动后或疲劳、激动时检查肌张力。
3. 肌张力与环境的温度有密切关系，室温应保持在22~24℃。
4. 检查前要嘱病人全身放松，以免影响检查结果，检查时用力不可过大，以免造成伤害。
5. 肌张力受多种生理、病理因素影响，如发热、感染等可使肌张力增高，对检查结果需进行全面分析。
6. 请用CICARE六步沟通法进行沟通。

第三节　神经反射检查

一、浅反射检查

1. 检查对象：怀疑脑干、锥体束、胸髓、角膜有病变或深昏迷的病人。

2. 检查目的：判断神经系统是否病变、脑功能情况、病人意识障碍程度，以便定位诊断。

3. 用物准备：查房车、棉絮、钝头竹签、免洗手消毒液。

4. 检查方法：病人取合适的体位和姿势，检查者以捻成细束的棉絮轻触病人的眼角膜，然后再用钝头竹签轻划病人肋缘下、脐水平及腹股沟上的两侧腹壁皮肤，注意两侧对比，查看反射异常部位。

体查前沟通

小明，你好，我是你的责任护士小李，现在准备检查你的眼睛和腹壁的浅反射情况，请你配合一下，可以吗？请你取坐位或仰卧位，保持平静和放松，如果在检查过程中你感觉到不适，请告诉我，谢谢！

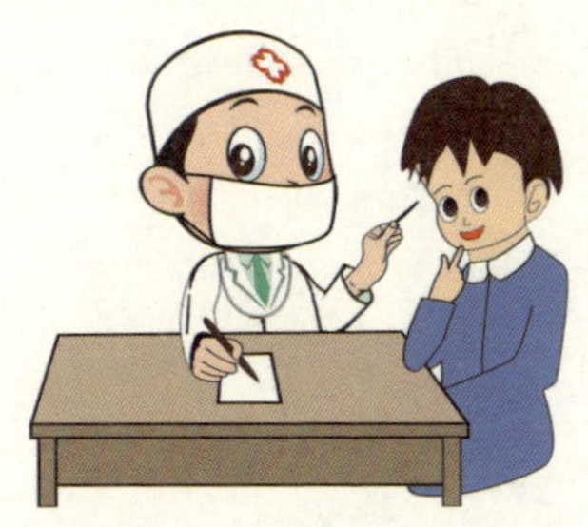

图 6-3-1-1　角膜反射检查

【检查方法】

（1）角膜反射检查：病人取坐位或仰卧位，检查者嘱病人眼睛向一侧注视，以捻成细束的棉絮由侧方轻触其注视方向对侧的角膜。如图 6-3-1-1 所示。

【检查结果】

正常：病人双侧眼睑迅速闭合。

异常：病人双侧眼睑闭合速度较正常减慢或无反应，此种现象称为角膜反射减弱或消失。

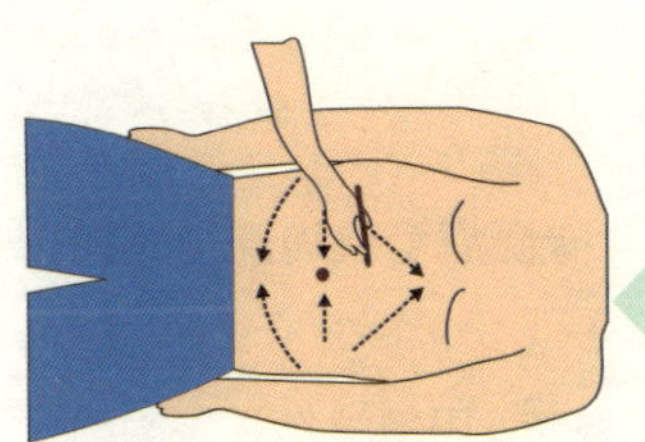

图 6-3-1-2　腹壁反射检查

【检查方法】

（2）腹壁反射检查：病人取仰卧位，两下肢稍屈，以使腹壁放松。检查者用钝头竹签分别沿肋缘下（胸髓 7~8 节）、脐水平（胸髓 9~10 节）及腹股沟上（胸髓 11~12 节）的方向，由外向内轻划两侧腹壁皮肤。如图 6-3-1-2 所示。

【检查结果】

正常：上、中、下部局部腹肌收缩。

异常：①上、中或下部腹壁反射消失，分别见于同平面胸髓病损。②双侧上、中、下部腹壁反射均消失，见于昏迷和急性腹膜炎病人。③一侧上、中、下部腹壁反射均消失，见于同侧锥体束病损。

注意事项

1. 注意保持环境安静，温度适宜，光线充足。
2. 角膜反射检查时，避免让病人看见，注意勿触及睫毛、巩膜和瞳孔。
3. 角膜反射检查时，准备的棉絮要柔软，检查过程中嘱病人不要揉搓眼睛，以免妨碍检查者观察。
4. 请用 CICARE 六步沟通法进行沟通。

二、深反射检查

1. 检查对象：怀疑锥体束损害、脊髓病变或周围神经损伤的病人。

2. 检查目的：判断病人锥体束、脊髓、周围神经是否受损，以便定位诊断。

3. 用物准备：查房车、叩诊锤、免洗手消毒液。

4. 检查方法：病人取卧位或坐位，检查者将病人的肢体摆放成固定姿势，然后以叩诊锤分别叩击病人的肱二头肌腱、肱三头肌腱、桡骨膜、膝腱及跟腱等，注意两侧对比，查看反射异常情况。

体查前沟通

小明，你好，我是你的责任护士小李，现在准备检查你的肢体的深反射情况，请你配合一下，好吗？请你取坐位或仰卧位，保持平静和放松，如果在检查过程中你感觉到不适，请告诉我，谢谢！

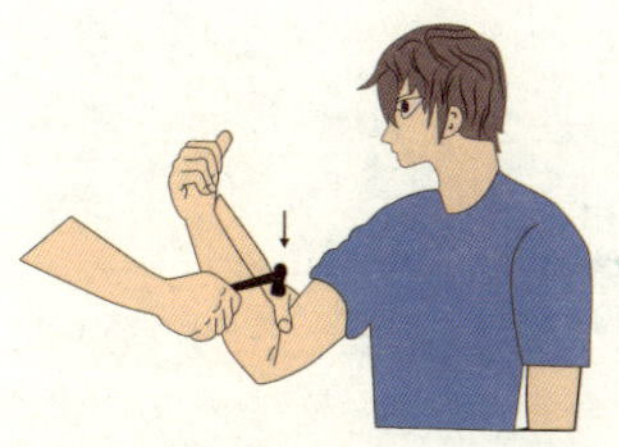

图 6-3-2-1 肱二头肌腱反射检查

【检查方法】

（1）肱二头肌腱反射检查：病人取卧位或坐位，前臂屈曲。检查者以左手拇指置于病人肘部肱二头肌腱上，然后用右手持叩诊锤叩击左手拇指。如图 6-3-2-1 所示。

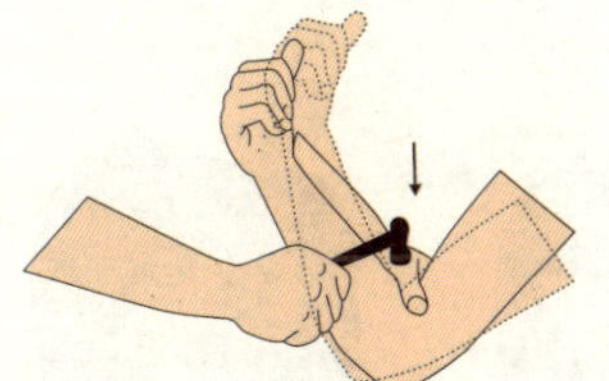

图 6-3-2-2 肱二头肌腱反射正常

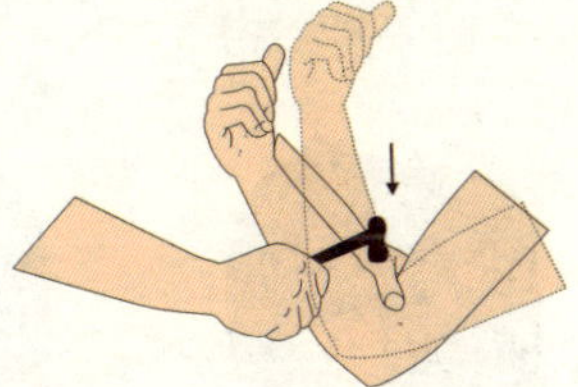

图 6-3-2-3 肱二头肌腱反射增强

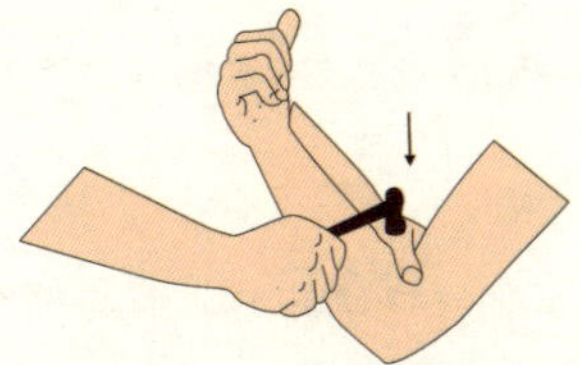

图 6-3-2-4 肱二头肌腱反射减弱或消失

【检查结果】

正常：叩击左手拇指可使肱二头肌收缩，前臂快速屈曲。如图 6-3-2-2 所示。

异常：①肱二头肌腱反射增强，即叩击左手拇指时前臂屈曲速度较正常加快。如图 6-3-2-3 所示。②肱二头肌腱反射减弱或消失，即叩击左手拇指时前臂屈曲速度较正常减慢或未引出前臂屈曲动作。如图 6-3-2-4 所示。

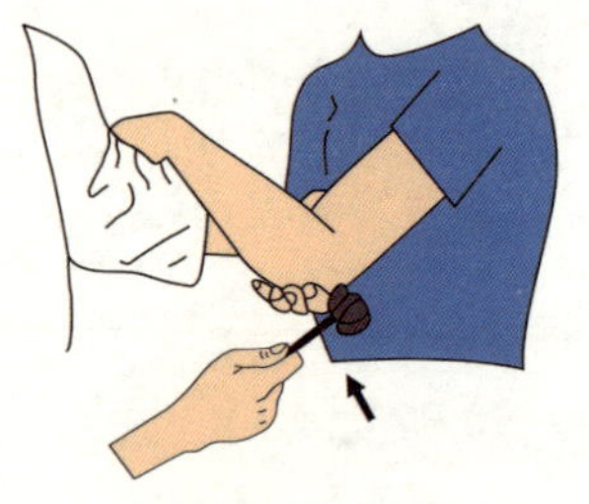

图 6-3-2-5
肱三头肌腱反射检查

【检查方法】

（2）肱三头肌腱反射检查：病人取卧位或坐位，上臂外展，半屈肘关节。检查者用左手托住其前臂，右手用叩诊锤叩击病人的肱三头肌腱。如图 6-3-2-5 所示。

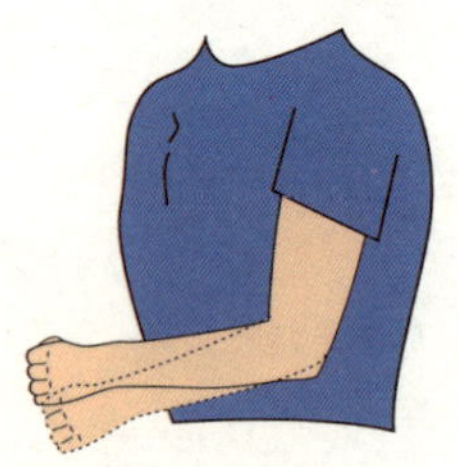

图 6-3-2-6
肱三头肌腱反射正常

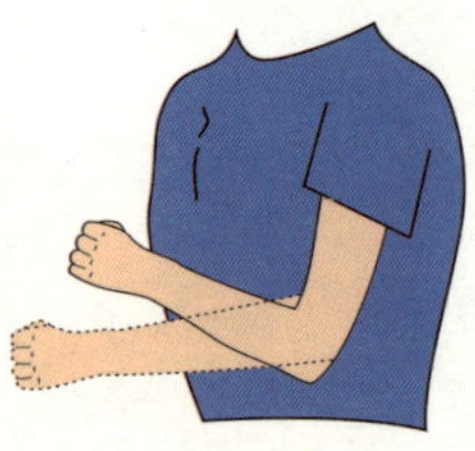

图 6-3-2-7
肱三头肌腱反射增强

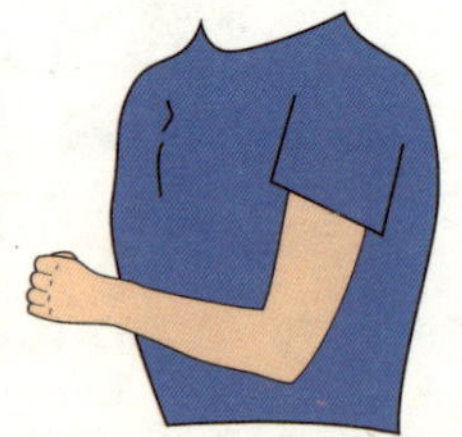

图 6-3-2-8
肱三头肌腱反射减弱或消失

【检查结果】

正常：叩击肱三头肌腱可使肱三头肌收缩，引起前臂伸展。如图 6-3-2-6 所示。

异常：①肱三头肌腱反射增强，即叩击肱三头肌腱时前臂伸展速度较正常加快。如图 6-3-2-7 所示。②肱三头肌腱反射减弱或消失，即叩击肱三头肌腱时前臂伸展速度较正常减慢或未引出前臂伸展动作。如图 6-3-2-8 所示。

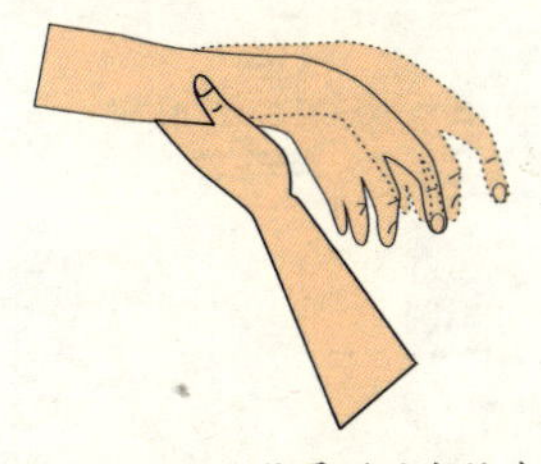

图 6-3-2-9 桡骨膜反射检查

【检查方法】

（3）桡骨膜反射检查：病人取卧位或坐位，前臂呈半屈半旋前位。检查者以左手托住其腕部，右手持叩诊锤叩击桡骨茎突。如图 6-3-2-9 所示。

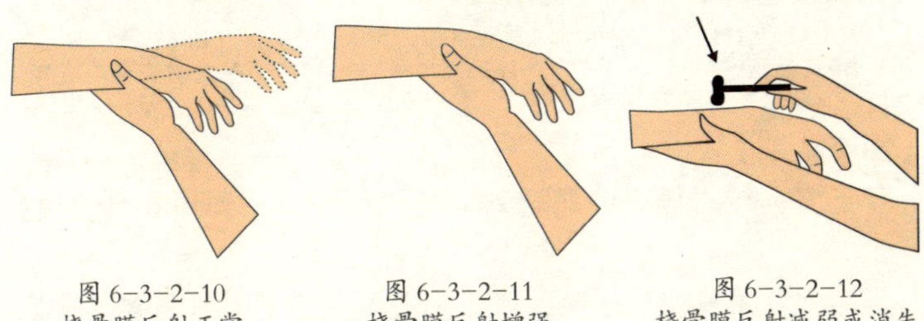

图 6-3-2-10 桡骨膜反射正常

图 6-3-2-11 桡骨膜反射增强

图 6-3-2-12 桡骨膜反射减弱或消失

【检查结果】

正常：叩击桡骨茎突可引起肱桡肌收缩，发生屈肘和前臂旋前动作。如图 6-3-2-10 所示。

异常：①桡骨膜反射增强，即叩击桡骨茎突时病人屈肘和前臂旋前的速度较正常加快。如图 6-3-2-11 所示。②桡骨膜反射减弱或消失，即叩击桡骨茎突时病人屈肘和前臂旋前的速度较正常减慢或未引出屈肘和前臂旋前动作。如图 6-3-2-12 所示。

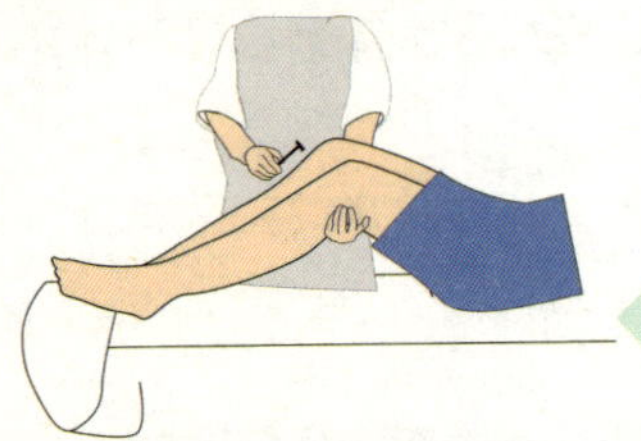
图 6-3-2-13　膝反射检查

【检查方法】

（4）膝反射检查：病人取卧位或坐位，检查者以左手托起其膝关节，使之屈曲120°。用右手持叩诊锤叩击膝盖桡骨下方股四头肌腱茎突。如图 6-3-2-13 所示。

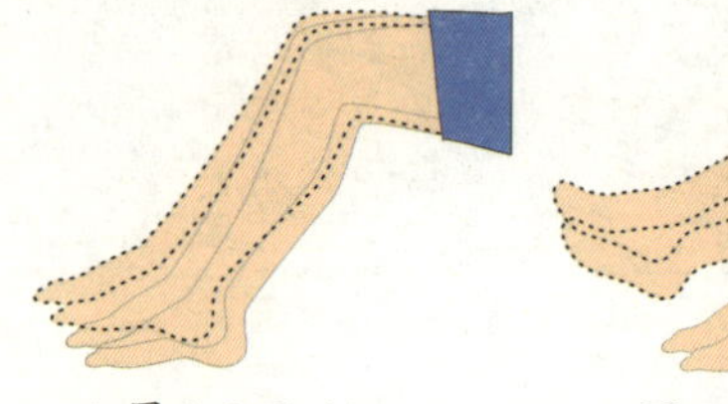
图 6-3-2-14
膝反射正常

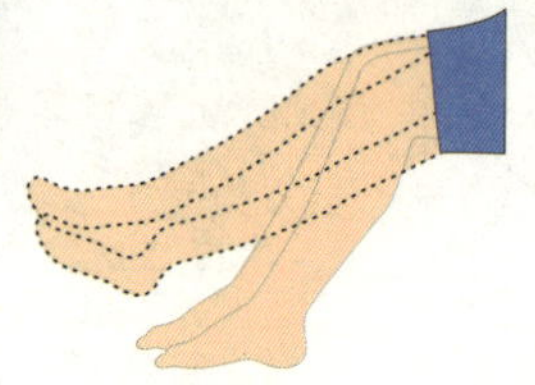
图 6-3-2-15
膝反射增强

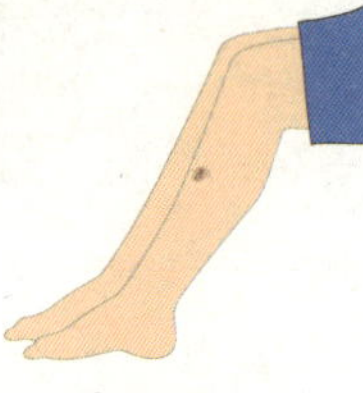
图 6-3-2-16
膝反射减弱或消失

【检查结果】

正常：叩击股四头肌腱可引起小腿伸展。如图 6-3-2-14 所示。

异常：①膝反射增强，即叩击股四头肌腱时小腿伸展速度较正常加快。如图 6-3-2-15 所示。②膝反射减弱或消失，即叩击股四头肌腱时小腿伸展速度较正常减慢或未引出小腿伸展动作。如图 6-3-2-16 所示。

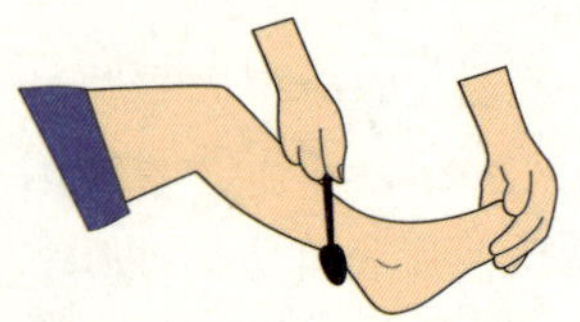
图 6-3-2-17　跟腱反射检查

【检查方法】

（5）跟腱反射检查：病人取卧位，髋及膝关节屈曲，下肢取外旋外展位。检查者左手将病人足部背屈成直角，以叩诊锤叩击跟腱。如图 6-3-2-17 所示。

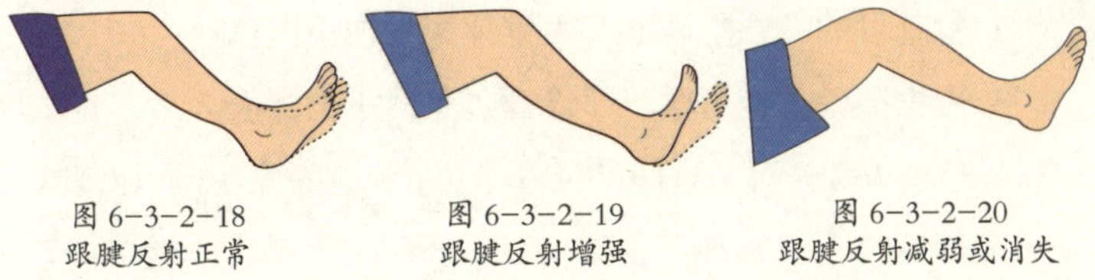

图 6-3-2-18 跟腱反射正常　　图 6-3-2-19 跟腱反射增强　　图 6-3-2-20 跟腱反射减弱或消失

【检查结果】

正常：叩击跟腱可引起足趾屈。如图 6-3-2-18 所示。

异常：①跟腱反射增强，即叩击跟腱时足趾屈速度较正常加快。如图 6-3-2-19 所示。②跟腱反射减弱或消失，即叩击跟腱时足趾屈速度较正常减慢或未引出足趾屈动作。如图 6-3-2-20 所示。

注意事项

1. 注意保持环境安静，温度适宜，光线充足。
2. 检查时，嘱病人保持平静和放松，以利于反射引出。
3. 反射活动的强弱存在个体差异，两侧不对称或两侧明显改变时意义较大。
4. 为了保持结果的客观性，检查时应做到两侧肢体姿势一致，叩击的部位及力量一样。
5. 请用 CICARE 六步沟通法进行沟通。

三、病理反射检查

1. 检查对象：怀疑锥体束有损害以及需要鉴别是器质性瘫痪还是癔症性瘫痪的病人。

2. 检查目的：判断病人有无锥体束受损情况。

3. 用物准备：查房车、叩诊锤、免洗手消毒液。

4. 检查方法：病人取仰卧位或坐位，检查者立于病人右侧，按照 Babinski （巴宾斯基）征—Oppenheim （奥本海姆）征 —Gordon （戈登）征—Hoffmann （霍夫曼）征的顺序依次检查。

体查前沟通

小明，你好，我是你的责任护士小李，现在准备给你做病理反射检查，如果在检查过程中你感觉到不适，请告诉我，谢谢！

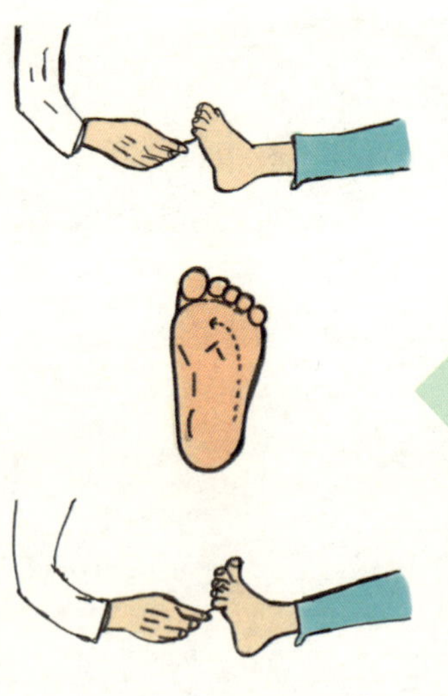

【检查方法】

（1）Babinski 征检查：病人取仰卧位，双下肢自然伸直，全身放松，检查者用叩诊锤尖端以中等力度沿病人足底外侧缘，由后向前至小趾近足跟部并转向内侧直至拇趾侧，划一遍。如图 6-3-3-1 所示。

图 6-3-3-1　Babinski 征检查

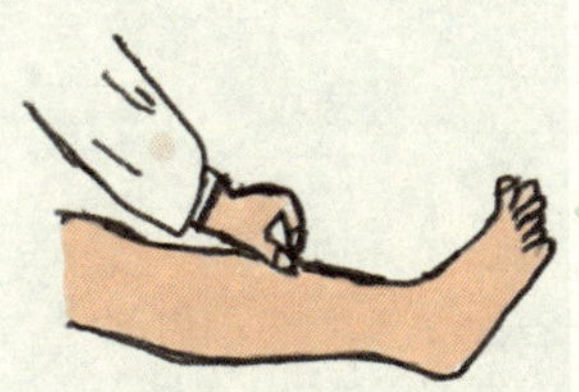

图 6-3-3-2　Oppenheim 征检查

【检查方法】

（2）Oppenheim 征检查：病人取仰卧位，双下肢放松，检查者以拇指和示指把握病人的胫骨前缘上端，然后沿胫骨前缘用力向下推进至踝部。如图 6-3-3-2 所示。

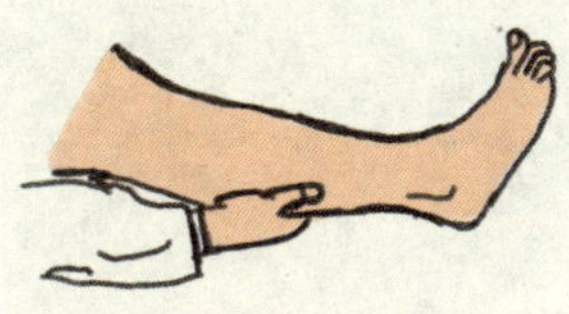

图 6-3-3-3　Gordon 征检查

【检查方法】

（3）Gordon 征检查：病人取仰卧位，检查者将拇指和其他四指分置于腓肠肌部位，然后以适度的力量捏压。如图 6-3-3-3 所示。

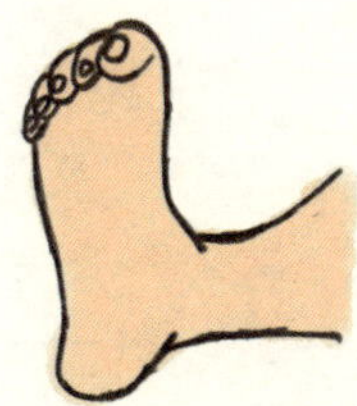

图 6-3-3-4
Babinski 征、Oppenheim 征、Gordon 征阴性

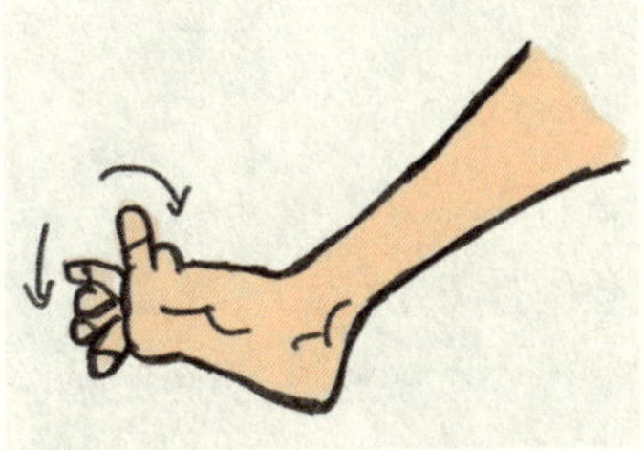

图 6-3-3-5
Babinski 征、Oppenheim 征、Gordon 征阳性

【检查结果】

正常：阴性反应为足趾向跖面屈曲。如图 6-3-3-4 所示。

异常：阳性反应为拇趾背伸，余趾呈扇形展开。如图 6-3-3-5 所示。

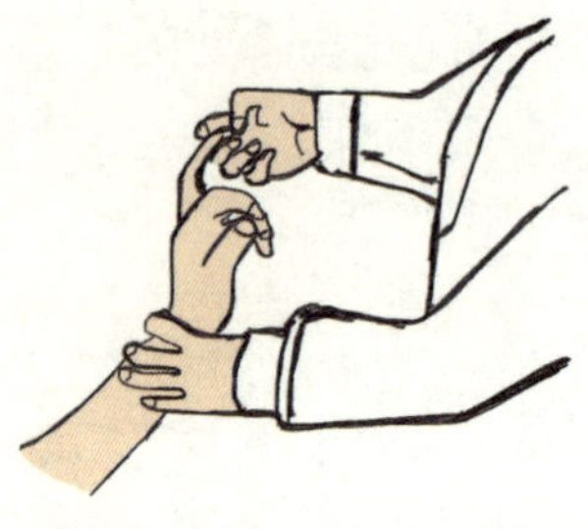

图 6-3-3-6　Hoffmann 征检查

【检查方法】

（4）Hoffmann 征检查：病人取仰卧位或坐位，检查者左手持病人腕部，以右手示指及中指夹住病人中指并稍向上提，使腕关节轻度过伸，然后拇指迅速向下弹刮病人的中指指甲。如图 6-3-3-6 所示。

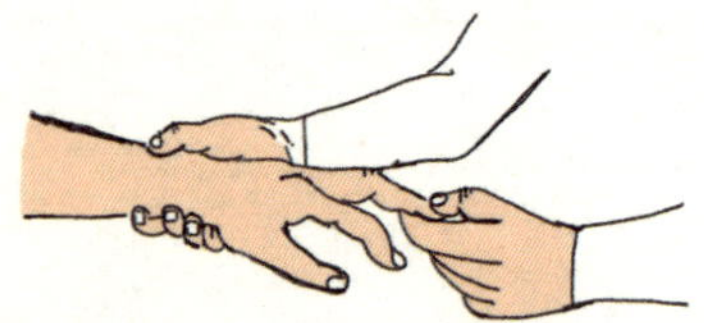

图 6-3-3-7　Hoffmann 征阴性

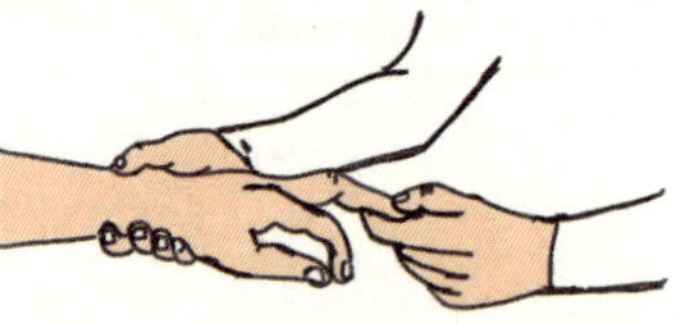

6-3-3-8　Hoffmann 征阳性

【检查结果】

正常：阴性反应为只有中指有掌屈反应。如图6-3-3-7 所示。

异常：阳性反应为中指及其余四指均有掌屈反应。如图 6-3-3-8所示。一侧 Hoffmann 征阳性，表示该侧腱反射亢进，提示有上肢锥体束征，常见于脑血管疾病等，也可见于颈椎病变；两侧 Hoffmann 征阳性，如无其他神经系统体征存在时无定位意义。

注意事项

1. 注意保持环境安静，温度适宜，光线充足。
2. 注意给病人保暖，保护病人的隐私。
3. 用手或叩诊锤划动病人的足底或腿部皮肤时，力度要适中。
4. 以拇指迅速弹刮病人中指指甲时，力度不可过大，防止将病人的指甲刮伤。
5. 不适用人群：下肢、手部残疾或者手指本身有疾病的病人。
6. 请用 CICARE 六步沟通法进行沟通。

四、脑膜刺激征检查

1. 检查对象：怀疑患有各种脑膜炎或脑膜刺激性病变的病人。

2. 检查目的：判断病人有无脑膜炎或脑膜刺激性病变情况。

3. 用物准备：免洗手消毒液。

4. 检查方法：按照颈强直—Kernig（克尼格）征—Brudzinski（布鲁津斯基）征的顺序依次检查。

体查前沟通

小明，你好，我是你的责任护士小李，现在准备给你做检查，请仰卧，如果在检查过程中你感觉到不适，请告诉我，谢谢！

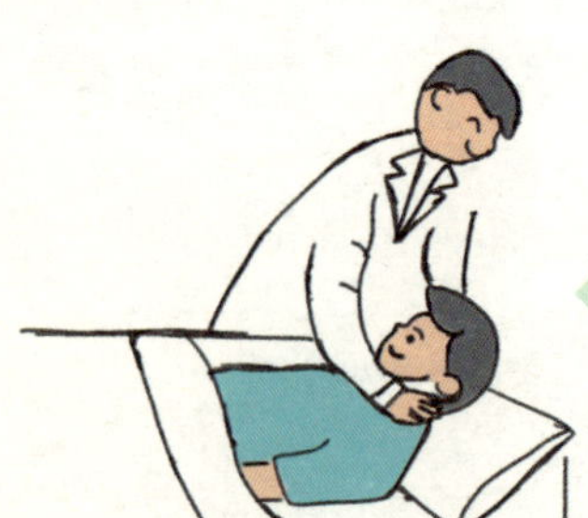

图 6-3-4-1 颈强直检查

【检查方法】

（1）颈强直检查：病人取去枕平卧位，双下肢伸直，检查者以手托扶病人枕部做被动屈颈动作，测试颈肌抵抗力。如图 6-3-4-1 所示。

【检查结果】

正常：阴性反应为颈部柔软，活动自如，可使下颌抵达胸部且颈项无抵抗感。

异常：阳性反应为颈部有抵抗感或不能前屈并有痛苦表情。

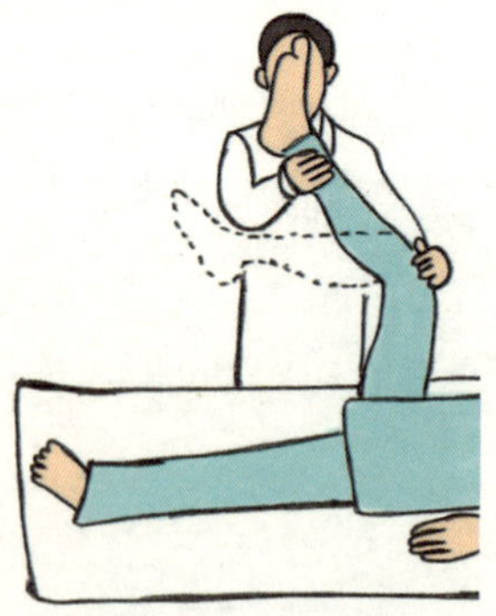

图 6-3-4-2 Kernig 征检查

【检查方法】

（2）Kernig 征检查：病人取去枕仰卧位。检查者将病人一侧髋关节、膝关节屈曲成直角，然后用左手固定膝关节，右手将其小腿尽量上抬，使膝关节伸直。如图 6-3-4-2 所示。

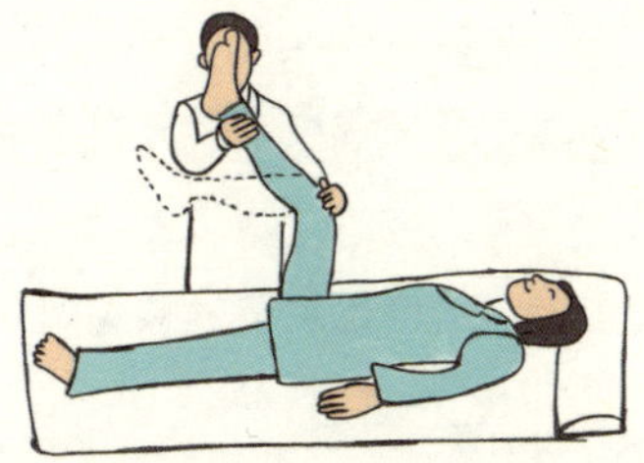
图 6-3-4-3　Kernig 征阴性

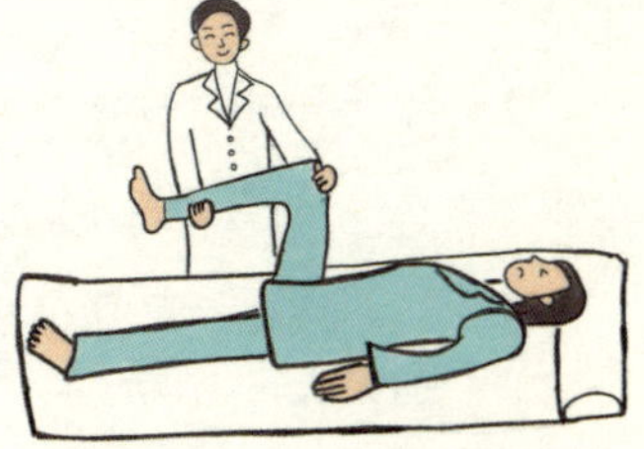
图 6-3-4-4　Kernig 征阳性

【检查结果】

正常：阴性反应为病人膝关节可伸达 135° 及以上。如图 6-3-4-3 所示。

异常：阳性反应为病人伸膝受阻且伴疼痛与屈肌痉挛。如图 6-3-4-4 所示。

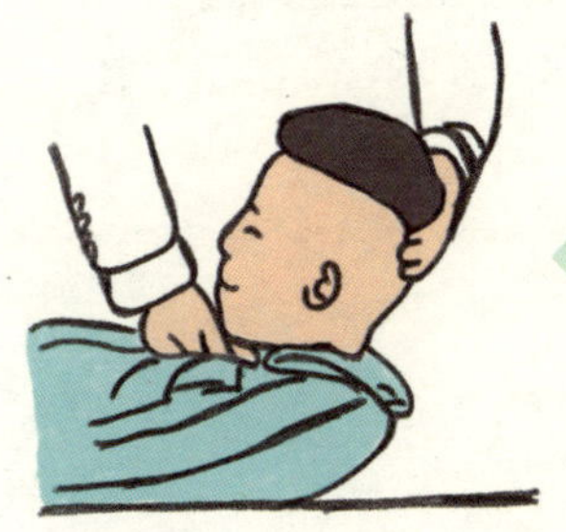
图 6-3-4-5　Brudzinski 征检查

【检查方法】

（3）Brudzinski 征检查：病人取仰卧位，检查者一手置于病人胸前以维持胸部位置不变。另一只手托起病人头部使其头部前屈。如图 6-3-4-5 所示。

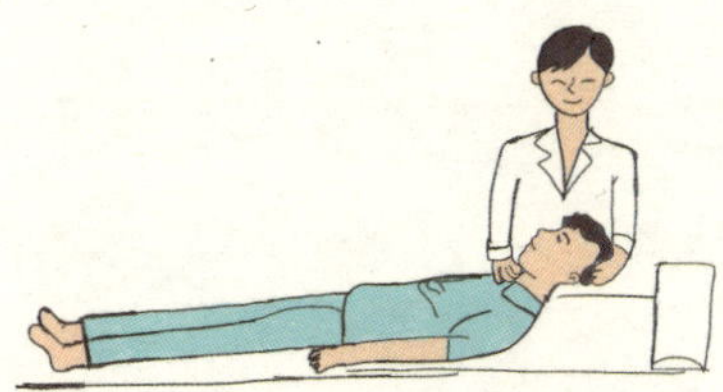
图 6-3-4-6　Brudzinski 征阴性

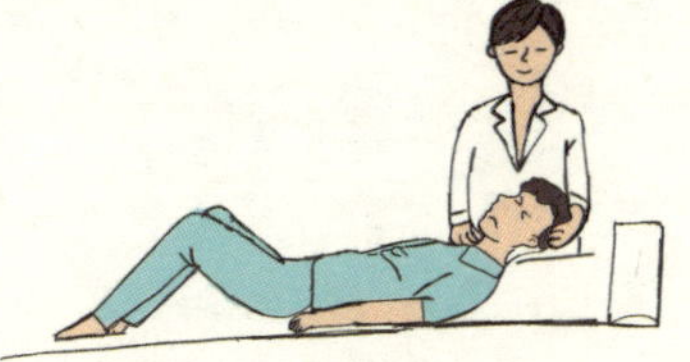
图 6-3-4-7　Brudzinski 征阳性

【检查结果】

正常：阴性反应为病人头部前屈时，双侧髋关节和膝关节无反应。如图 6-3-4-6 所示。

异常：阳性反应为病人头部前屈时，双侧髋关节和膝关节同时屈曲。如图 6-3-4-7 所示。

注意事项

1. 注意保持环境安静，温度适宜，光线充足。
2. 注意给病人保暖，保护病人的隐私。
3. 检查时嘱病人要放松，防止因紧张导致检查无法顺利进行。
4. 若下颌部无法接触胸部时不要过分强求，防止拉伤。
5. 小儿检查前要安抚好患儿的情绪。
6. 不适用人群：颈部椎体本身受伤、变形或做过颈部手术的病人，后颅窝占位性病变、后颅窝术后的病人，以及腿、髋关节、膝关节本身损伤、畸形的病人。
7. 请用 CICARE 六步沟通法进行沟通。

CICARE 六步沟通法

CICARE：由 connect、introduce、communicate、ask、response、exit 六个英语单词的首字母组成。最早来源于美国加州大学洛杉矶分校医疗中心（UCLA Health），是用于患者与家属的一套标准的医患沟通模式，要求医护人员在与患者或家属沟通时要完成以下六个步骤，也称为六步爱心沟通法。

第一步：C（connect）——接触，指直视对方眼睛，礼貌地打招呼。

第二步：I（introduce）——介绍，指热情地向对方介绍自己。

第三步：C（communicate）——沟通，指告知对方你要做什么。

第四步：A（ask）——询问，指询问对方有无其他需求。

第五步：R（response）——回答，指认真回答对方的问题。

第六步：E（exit）——离开，指感谢对方的配合，礼貌离开。

参考文献

[1] 李乐之，路潜．外科护理学 [M]. 6 版．北京：人民卫生出版社，2017.

[2] 万学红，卢雪峰．诊断学 [M]. 8 版．北京：人民卫生出版社，2013.

[3] 孙玉梅，张立力．健康评估 [M]. 4 版．北京：人民卫生出版社，2017.

[4] 席淑新，赵佛容．眼耳鼻咽喉口腔科护理学 [M]. 4 版．北京：人民卫生出版社，2017.

[5] 吴素虹．临床眼科护理指引 [M]. 广州：广东科技出版社，2010.

[6] 赵堪兴，杨培增．眼科学 [M]. 8 版．北京：人民卫生出版社，2013.

[7] 王斌全，黄健．眼耳鼻喉口腔科学 [M]. 7 版．北京：人民卫生出版社，2014.

[8] 田勇泉，孙虹．耳鼻咽喉头颈外科学 [M]. 9 版．北京：人民卫生出版社，2018

[9] 赵佛容．口腔护理学 [M]. 2 版．上海：复旦大学出版社，2009.

[10] 陈孝平，汪建平，赵继宗．外科学 [M]. 9 版．北京：人民卫生出版社，2018.

[11] 宁志杰，孙磊，吴复元．现代骨科临床检查诊断学 [M]. 北京：人民军医出版社，2007.

[12] 谢幸，孔北华，段涛．妇产科学 [M].3 版．北京：人民卫生出版社，2018.

[13] 蔡文智．助产技能实训 [M]. 北京：人民卫生出版社，2015.

[14] 任钰雯，高海凤．母乳喂养理论与实践 [M]. 北京：人民卫生出版社，2018.

[15] 蒙莉萍，刘琼玲．妇产科护理学 [M]. 北京：科学出版社，2020.